Diagnostics of Korean Medicine

韓醫診斷學
診斷篇

한의진단학
-진단편

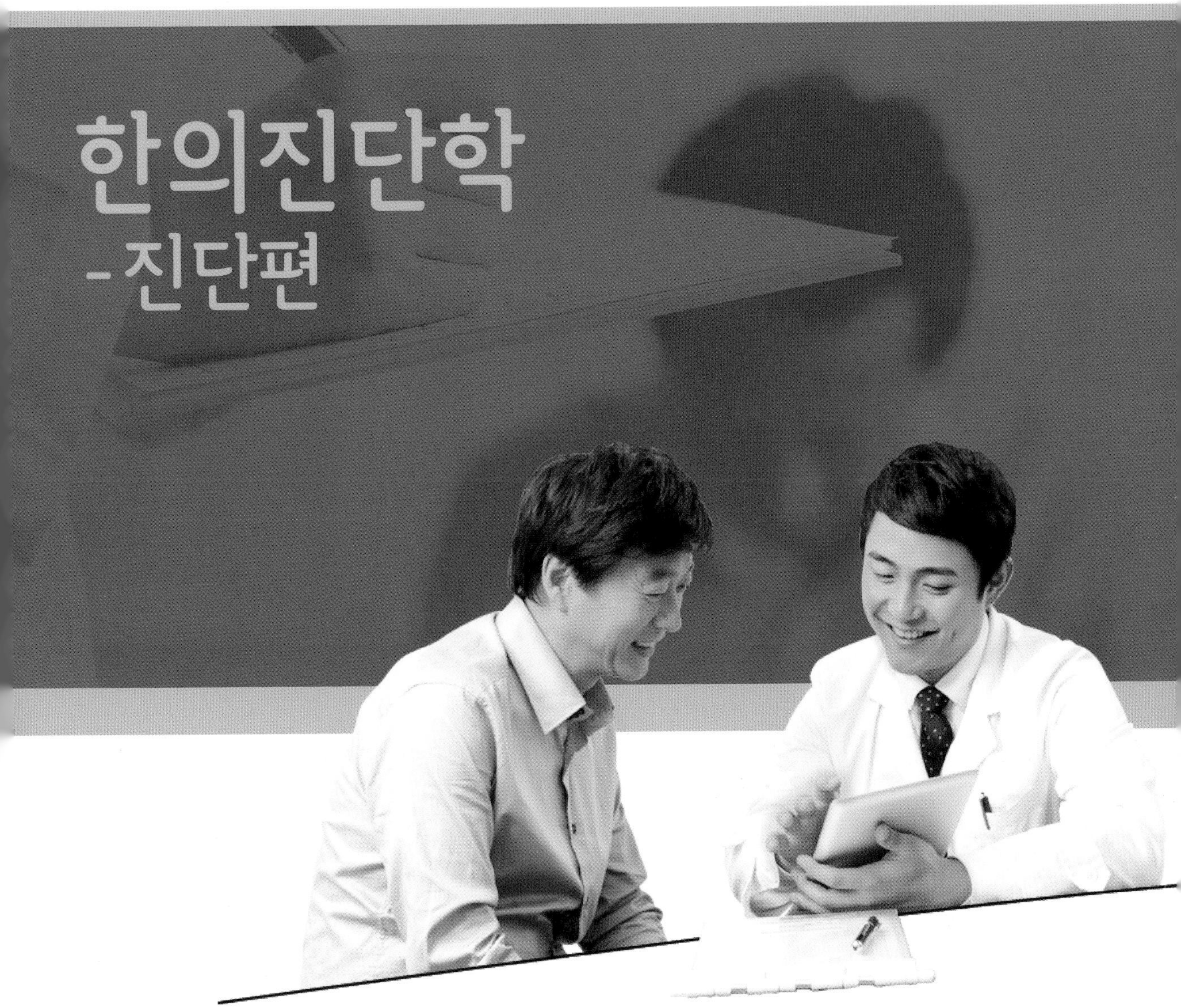

한의진단학(진단편)

첫째판 1쇄 인쇄 | 2019년 8월 16일
첫째판 1쇄 발행 | 2019년 8월 30일
첫째판 2쇄 발행 | 2022년 2월 9일

지 은 이 한의진단학 편찬위원회
발 행 인 장주연
출 판 기 획 김도성
출 판 편 집 안경희
편집디자인 양은정
표지디자인 김재욱
발 행 처 군자출판사(주)
등록 제 4-139호(1991. 6. 24)
(10881) **파주출판단지** 경기도 파주시 회동길 338(서패동 474-1)
전화 (031) 943-1888 팩스 (031) 955-9545
www.koonja.co.kr

ISBN 979-11-5955-475-9
ISBN 979-11-5955-278-6

정가 25,000원
50,000원(세트)

머리말

효과적인 치료는 정확한 진단에 의해 가능한 만큼 한의학에서 진단이 가지는 중요성은 오래 전부터 분명하게 인식되었습니다. 때문에 조선시대에도 진단 서적을 의사 선발의 필수 교재로 지정하였고, 멀리는 고대의 맥진과 색진色診으로부터 가까이는 최근의 국제적 진단 표준화에 이르기까지 한의진단의 발전은 한의학의 발전과 그 발걸음을 같이 하여 왔습니다.

근대적 교육기관을 통해 의료인이 양성되기 시작하면서 한의진단의 교습을 위한 독립적 교재들이 편찬되기 시작되었습니다. 한의사제도가 갓 도입된 1950년대에 부산의 동양의학전문학원, 서울의 동양의약대학에서는 자체적으로 한의진단 교재를 집필하여 교육에 활용하였고 1968년에는 이성모李成模의 『한방진단학』, 1975년에는 이문재李文宰의 『동의진단학』이 간행되어 한의진단의 학습에 활용되었습니다. 1986년에는 사진四診과 증상 감별 위주로 편집된 종래의 한의진단 교재의 체제에서 벗어나, 당시 중국에서 새롭게 완성된 변증 체계와 국내에서 이루어진 한의진단의 객관화, 과학화 성과를 수록한 이봉교李鳳教·박영배朴英培·김태희金泰熙의 『한방진단학』이 발간되어 최근까지 국내 한의과대학의 한의진단 교과서로 사용되었습니다.

1990년대에 들어 대한한의진단학회가 결성되었고(1996), 새로운 한의진단 교재를 집필하기 위한 노력도 계속되었습니다. 그러한 노력의 결실로서 2008년에는 『생기능의학』이 발간되었으나 한의진단의 본교재로서 사진과 변증을 중심으로 한 이론 교재의 출판은 이루어지지 못하였습니다. 2009년 대한한의진단학회에서는 그간 지체되었던 교재 발간 과정을 정비하고 임원진의 의견을 모아 새로운 교재를 내기로 결정하였습니다. 이후 이어진 집필 작업을 통해 이듬해 「사진」 부분의 원고가 완성되었으나 별도의 교재로 출판되지는 못 하였고 2014년 발간된 『한의진단학실습』의 각 단원 「학습내용 요약」에 수정된 형태로 수록되었습니다. 2015년 말 대한한의진단학회에서는 교과서 집필의 원칙을 새롭게 설정하고 한의진단의 전 범위를 망라한 새로운 교재의 집필에 착수하였습니다. 집필 작업에 다소의 어려움은 있었으나 결국 올해 새 교재가 세상에 빛을 보게 되었습니다.

새 교재를 기획하며 세웠던 원칙은 다음의 네 가지였습니다. 첫째 표준에 근거한 교과서를 만든다는 것, 둘째 국제적 호환성을 갖춘 교과서를 만든다는 것, 셋째 역량 중심 교육에 친화적인 교과서를 만든다는 것, 넷째 최신 지견을 반영한 교과서를 만든다는 것이 그것이었습니다. 이러한 원칙 가운데 이번에 출간된 교재에 완전하게 반영되지 못한 것도 있으나 향후 지속적으로 이루어질 개정 작업에서 애초의 기획 의도를 보다 충실하게 담아가려 합니다. 본 교재는 그러한 과정의 단초라 할 것이며, 앞으로의 한의진단 교육의 발전 도정에 이 교재가 하나의 이정표로서 제 역할을 다해 주기를 희망합니다.

2019년 8월 1일

대한한의진단학회 『한의진단학』 편찬위원회

목차

第三章 진단 – 진단 단서의 해석

第一節 변증

목차

목차

第二節 현대 의무기록

第三節 의학면담

일러두기 (진찰편 · 진단편 통합)

이 책은 한의과대학의 한의진단학 교육을 위한 기본 교재로 기획되었으며 대한한의진단학회 소속 교수 12명이 공동 집필하였다. 집필자는 다음과 같다.

김경철(동의대학교), 김기왕(부산대학교), 나창수(동신대학교), 남동현(상지대학교), 박동수(전 세명대학교), 박원환(동국대학교), 오용택(우석대학교), 임형호(가천대학교), 장은수(대전대학교), 정현정(대구한의대학교), 정현종(원광대학교), 조가영(세명대학교)

이 책 전편의 핵심 항목은 다음의 두 문헌을 기준으로 구성되었다.

① 한국한의학교육평가원, 『한의과대학학습목표』, 2006

② 세계중의약학회연합회, 『세계중의학본과(CMD전)교육표준世界中醫學本科(CMD前)教育標準』, 2009

이 밖에 한국한의학교육평가원에서 제정한 「한의사역량모델」(2016)을 참고하였다.

이 책의 「변증」 단원은 다음의 두 자료를 기준으로 항목을 구성하였다.

① 대한민국 통계청, 『한국표준질병사인분류』 7판, 2015

② 세계보건기구, 『국제표준질병사인분류 The International Statistical Classification of Diseases and Related Health Problems』 11판

한의사의 1차보건의료 수행과 관련된 내용의 집필에는 다음의 자료를 참고하였다.

한국보건의료국가시험원, 『한의사 2차 직무분석연구』, 2014

이 책 전편을 통하여 주요 학술용어는 일차적으로 세계보건기구의 『세계보건기구 서태평양지구 표준 전통의학 술어집 WHO *International Standard Terminologies on Traditional Medicine in the Western Pacific Region*』(2007)에 규정된 의미를 기준으로 기술하였다.

한자음 표기에서 아직 국내의 독음이 통일되지 않은 글자가 있다. 한의진단과 관련하여 독음이 혼란스런 몇 종의 한자에 대해 이 책에서는 다음과 같이 표기를 통일하였다(○표 한 것을 인정. ×표 한 것은 인정하지 않음).

顴 ☞ 권(○), 관(×). 예 권홍顴紅, 양권홍적兩顴紅赤.

阻 ☞ 조(○), 저(×). 예 임신오조妊娠惡阻, 심혈어조心血瘀阻, 경맥조체經脈阻滯.

㿠 ☞ 광(○), 황(×). 예 면색광백面色㿠白.

※ 晄 = 밝을 황. 㿠과 다른 글자임.

憹 ☞ 노(○), 뇌(×). 예 심중오노心中懊憹.

牢 ☞ 뇌(○), 노(×). 예 뇌맥牢脈.

※ 단어의 중간이나 뒤에 올 때는 '뢰'.

俞 ☞ 수(○), 유(×). 예 수혈안진俞穴按診.

※ 俞는 兪와 같은 글자이나 혈위를 의미하는 경우 兪를 사용하지 않고 俞로 적어 구분하였음.

膻 ☞ 단(○), 전(×). 예 단중압통膻中壓痛.

한편 단어의 첫 음절에 등장하는 모든 한자에 대해 두음법칙을 예외 없이 적용하였다.

裏 ☞ 이(○), 리(×). 예 병사病邪가 이裏에 있는 경우. 이증裏證의 땀.

膩 ☞ 이(○), 니(×). 예 설태舌苔는 이膩하다.

淋 ☞ 임(○), 림(×). 예 임증淋症.

絡 ☞ 낙(○), 락(×). 예 설하의 낙맥絡脈.

冷 ☞ 냉(○), 랭(×). 예 냉온冷溫의 자극.

※ 단어 가운데 등장하는 冷 자의 발음은 "랭"으로 표기하였음(예 : 한랭寒冷, 수족궐랭手足厥冷, 희랭喜冷).

이체자가 혼용되고 있는 한자의 경우 되도록 간단한 자형, 그리고 현재 국내에서 많이 사용되는 자형을 채택하여 한 가지 자형으로만 표기하였다.

脈/脉 ☞ 脈으로만 표기.

痴/癡 ☞ 痴로만 표기.

痺/痹 ☞ 痺로만 표기.

痒/癢 ☞ 痒으로만 표기.

飢/饑 ☞ 飢로만 표기.

證/証 ☞ 證으로만 표기.

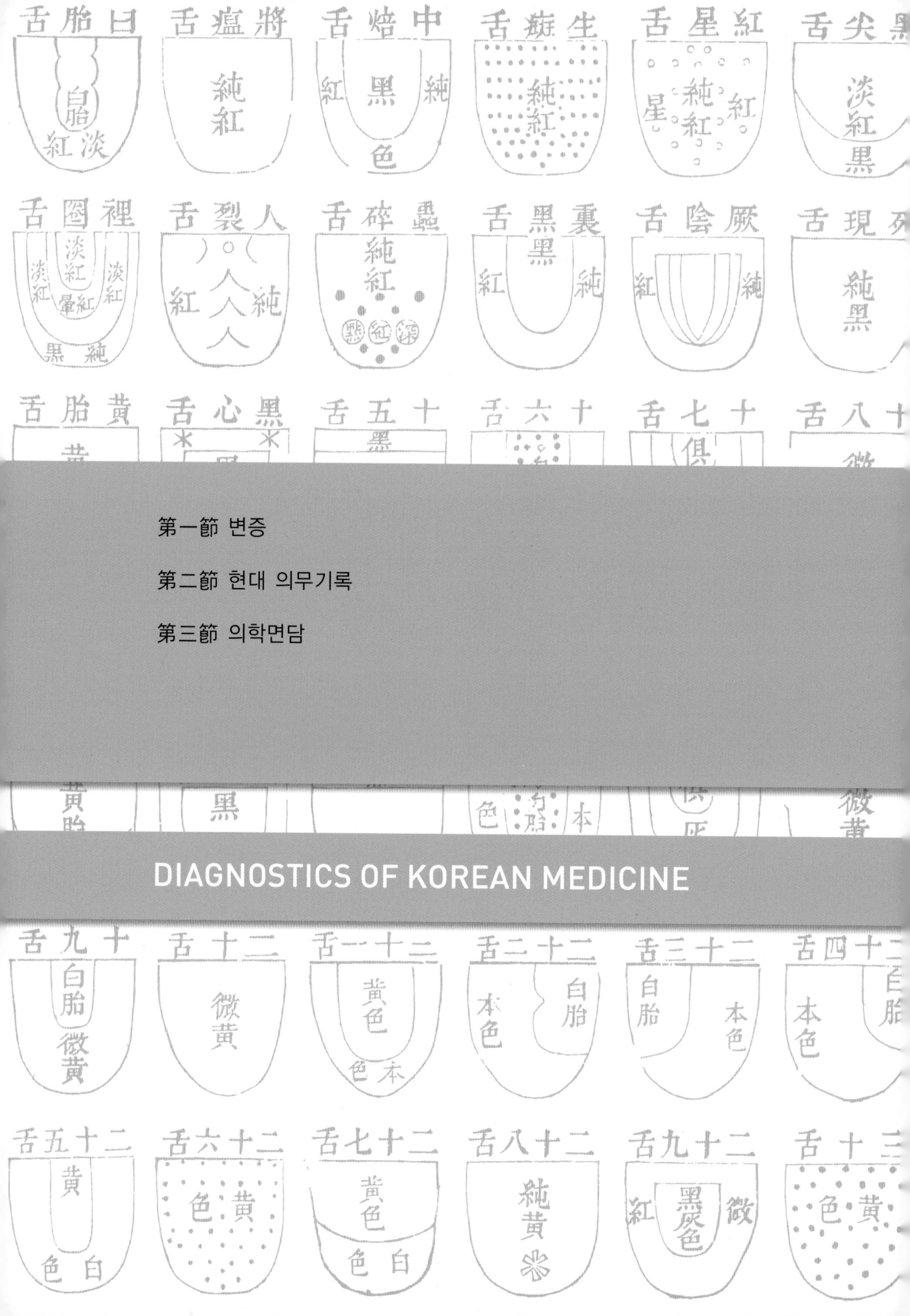

第一節 변증

第二節 현대 의무기록

第三節 의학면담

DIAGNOSTICS OF KOREAN MEDICINE

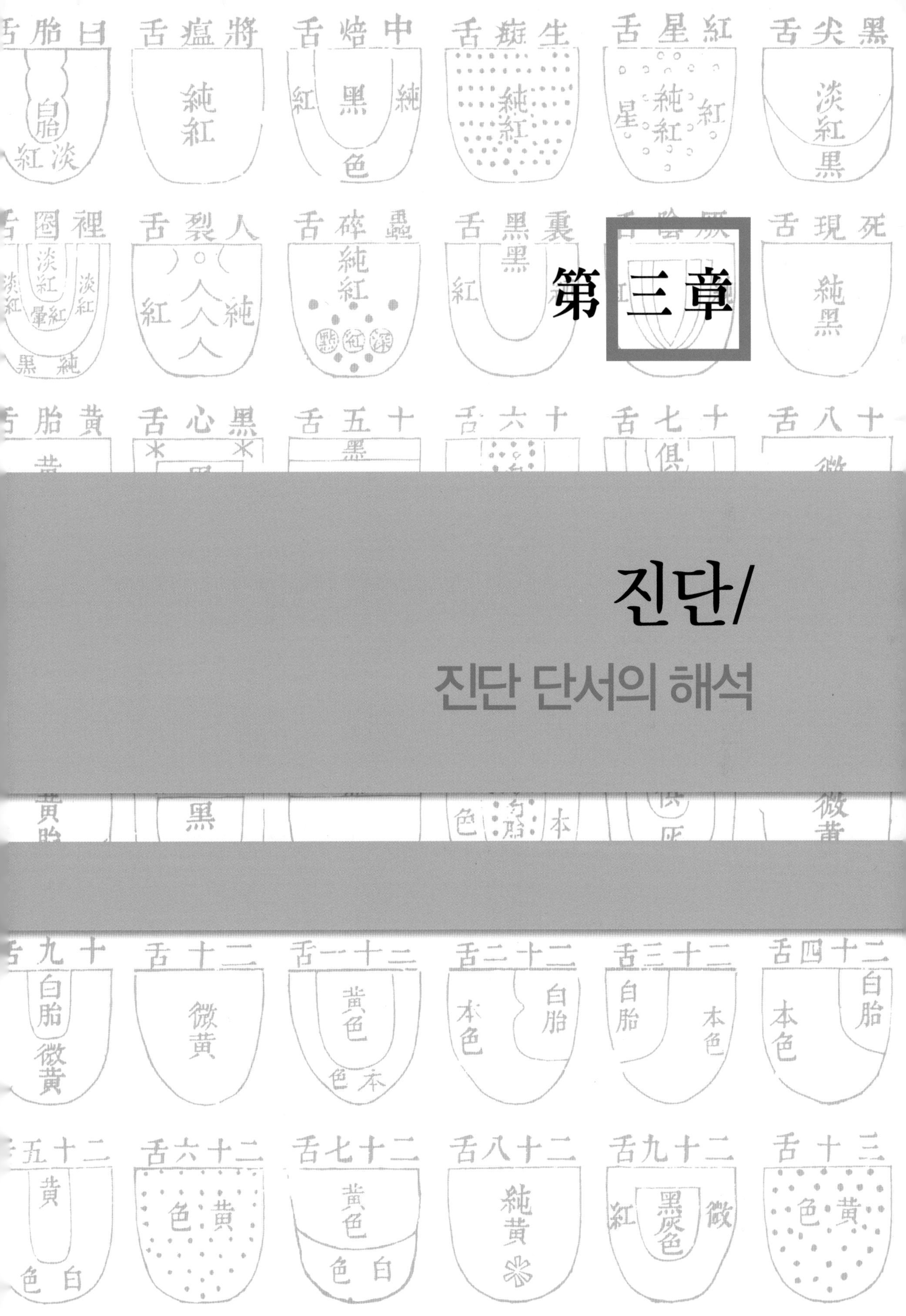

第三章

진단/

진단 단서의 해석

DIAGNOSTICS OF KOREAN MEDICINE

第三章 진단 - 진단 단서의 해석

진찰 과정을 통해 수집된 진단의 단서를 종합하여 이들 증거에 대한 의학적 판단, 즉 진단을 내리게 된다. 한의 진단에서는 환자가 어떤 병病을 앓고 있는지를 판단하는 것 외에 환자에게 어떤 증證이 확인되는지를 판단하는 것이나 환자가 체질에 해당하는지를 판단하는 것 등도 필요하다. 환자의 병을 변별하는 것을 변병辨病, 증을 변별하는 것을 변증辨證, 체질을 변별하는 것을 변인辨人 또는 변질辨質이라 한다. 한의진단에서도 병을 판별하는 과정, 즉 변병이 가장 중요한 진단 과정이지만 변병의 세부적인 내용은 임상 각과에서 현대의학적 변병 지식과 함께 소개하는 것이 적절하다 생각되기에 여기서는 증의 변별, 즉 변증을 중심으로 진단 단서의 해석 과정을 설명하기로 한다.

第一節 변증

질병 진행의 전 과정에서 동일한 증상들만이 나타났다가 종결되는 예도 있지만 많은 경우 각 시기별로 나타나는 자각증상이나 타각소견의 구성은 서로 다르다. 이처럼 질병 진행 과정 중의 한 시기에 나타난 자각증상·타각소견의 조합은 유한한 수의 패턴으로 요약할 수 있는데 이들 패턴이 한의의 중요한 진단 단위가 된다. 또한 질병 진행 과정 중의 각 시기에 나타나는 자각증상·타각소견의 조합에 대해 한의 이론을 토대로 그 정체성을 규정한 것을 증證이라 한다. 예를 들어 여러 감염 질환에서 초기에 오한, 발열, 두통, 자한自汗, 부완맥浮緩脈, 담홍설淡紅舌과 박백薄白한 설태가 나타날 수 있는데 이러한 자각증상·타각소견의 조합에 대해 한의학에서는 풍한風寒의 사기邪氣가 인체의 표表 부위에 머물러 있되 사기의 세력이 강하지는 않은 것을 보여주는 증거라고 해석하여 풍한표허증風寒表虛證이라 부른다.

한편 이들 증을 구성하는 자각증상·타각소견을 증후證候라고 부르며 진찰을 통해 수집된 자각증상·타각소견에 대한 의학적 판단을 통해 증을 판별해내는 행위를 변증辨證이라고 한다.

현재 한의학에서 진단명으로 활용하고 있는 증들은 그 이론적 배경에 따라 몇 가지 상이한 체계에 소속되어 있다. 아래에서 중요 이론체계에 따라 각각의 증들을 분류하여 설명한다.

1 팔강변증八綱辨證

질병 진행 과정에서 나타날 수 있는 증상·소견의 조합은 다양하지만 우선 그 성격에 대한 최소한의 규정이 이루어져야 하는데 전통적으로 음陰, 양陽, 표表, 리裏, 한寒, 열熱, 허虛, 실實이라는 8개의 범주를 그러한 성격 규정에 활용하였다. 이 8개 범주를 팔강八綱이라 하며 이는 증후의 성격을 규정하는 최상위 범주가 된다.

1-1 한열寒熱

한열은 본래 차고 더움을 말하는 것이지만 변증에서의 한열은 체온의 높고 낮음만으로 판정되는 것이 아니고 이와 연관된 몇 가지 범주의 증상들을 포괄적으로 고려하여 결정된다. 즉 타각적인 냉·온 편향과 자각적인 냉·온 감각 및 더위·추위에 대한 선호·기피 경향과 함께 안정 여부 내지 동적 경향성이나 체액·배설물의 농축·희석 여부, 그리고 망진상의 적색·백색 편향도 증후의 한열을 구분하는 지표가 된다.

한증과 열증은 표부表部와 이부裏部에서 발현 양상이 서로 다르다. 아래에서는 이중으로서의 한증과 열증의 증후를 설명한다.

1. 한증寒證

ICD-11 코드	SE73	ICD-7 코드	없음

한증은 "차다"는 것을 지시하는 증후에 대한 규정이다. 한증은 체내의 양기陽氣가 부족

해지거나 외부로부터 한사寒邪가 침범하여 발생한다.

한증에서는 형한形寒, 지냉肢冷, 외한畏寒, 희온喜溫, 변당便溏(대변당박大便溏薄), 요청尿淸(소변청장小便淸長)의 증상이 나타나며 갈증은 없고[口不渴], 안색은 흰 경우가 많으며 설체는 담백淡白하고 설태도 희며 맥은 지遲하거나 긴緊하다.

2. 열증寒證

ICD-11 코드	SE72	KCD -7 코드	없음

열증은 "뜨겁다"는 것을 지시하는 증후에 대한 규정이다. 열증은 체내의 열이 과도해지거나 외부로부터 열사熱邪가 침범하여 발생한다.

열증에서는 발열 또는 자각적 열감, 오열惡熱, 희냉喜冷, 변건便乾(대변비결大便秘結), 요황尿黃(소변황적小便黃赤), 번조煩躁, 불면, 다몽多夢의 증상이 나타나며 구갈口渴 또는 구건口乾·인건咽乾 증상이 동반된다. 안색이 붉고 설질도 붉으며[舌紅] 맥은 삭數하다.

附: 한열 편중이 없는 상황

ICD-11 코드	SE78	KCD-7 코드	없음

환자의 증상 구성이 한증 또는 열증을 명확하게 드러내지 않는 경우가 흔히 있다. 종래에 이런 상황에 대해서는 별다른 규정과 명칭이 없었으나 국제표준질병사인분류 11판(ICD−11)에서는 이 상황에 대해 별도의 명칭(Moderate (Heat/Cold) pattern, 寒熱適正證)과 코드(SE78)를 부여하였다.

1-2 허실虛實

허실은 질병의 진행이 강렬한지 미약한지를 구분하는 개념이다. 즉 강한 사기邪氣에 의해 왕성한 병리적 과정이 전개되고 있는지, 아니면 약한 정기正氣에 의해 미약한 대응이 이루어지고 있는지를 구분하여 전자의 상황에서 나타나는 증후를 실증, 후자의 상황에서 나타나는 증후를 허증이라고 부른다.

한증, 열증과 마찬가지로 허증, 한증의 범주 안에 수많은 세부적 병태들이 포함되지만 한증, 열증의 여러 세부 형태 사이에는 공통된 증상·소견이 다수 존재하는 반면 허증, 실증의 여러 세부 형태 사이에는 공통된 증상·소견이 희소하다. 예를 들어 비양허증脾陽虛證(비허한증)과 소장허한증小腸虛寒證, 위한증胃寒證 사이에는 한증으로서 공유하는 증상을 다수 찾아볼 수 있지만 허증인 비기허증脾氣虛證, 간혈허증肝血虛證, 신음허증腎陰虛證 사이에 공유하는 증상을 찾기는 어렵다. 즉 모든 허증과 실증은 각각 정허正虛, 사실邪實이라는 병기病機는 공유하지만 다양한 허증과 실증에서 나타나는 증상은 서로 다르다.

다만 허증, 실증 각각에서 대략 공유되는 특징을 추려 보면 다음과 같은 몇 가지를 확인할 수 있다. 첫째, 허증에서는 허맥虛脈·세맥細脈이, 실증에서는 기타의 맥 특히 실맥實脈이 흔히 나타난다. 둘째, 허증에서는 옅은(흰) 안색과 설색이 확인되고 실증에서는 기타의 색깔이 보인다. 셋째, 허증에서는 병소를 누를 때 거부감을 느끼는 경우가 많고(거안拒按) 실증에서는 병소를 누를 때 상대적으로 편안하게 느낀다(희안喜按). 넷째, 허증에서는 증상이 국한적으로, 실증에서는 전면적으로 나타나는 경우가 많다. 예를 들어 열증의 경우 허열증에서는 발열이 하루 중 일정한 시간에 나타나고[潮熱], 신체의 일부에 열감이 느껴지며[五心煩熱], 얼굴의 일부에 적색이 드러난다[顴紅]. 이에 비해 실증인 실열증에서는 시간적인 국한성이나 부위적인 국한성이 없이 열을 표현하는 증상이 나타난다. 다섯째, 실증에서는 통증과 답답함·팽만감[脹·滿·痞·悶]이 빈번하고 분명하게 나타난다. 여섯째, 허증에서는 발한의 증가[自汗·盜汗]가 동반될 때가 많다.

한편 진단 개념으로서의 허실은, 이상에서 설명한 증證의 허실 외에 질병 진행과 무관한 개체 특성을 구분하는 범주로 사용될 때도 있다. 즉 체격이 수척하고 목소리가 낮고 약하며 성격이 소극적이고 흔히 침울한 정서에 빠지는 경우 허하다고 하며 체격이 건장하고 목소리가 높고 강하며 성격이 적극적이고 자주 흥분하는 경우 실하다고 판단한다.

1. 허증虛證

ICD-11 코드	SE75	KCD-7 코드	없음

허증은 정기正氣가 허虛하고 사기邪氣도 상대적으로 약할 때 나타난다. 개별 허증을 통괄하는 공통 증상은 존재하지 않으나 여러 허증에서 자주 나타나는 특징을 요약하면 다음과 같다.

첫째, 허虛·세細한 맥이 나타난다. 기허증氣虛證·양허증陽虛證에서는 허맥虛脈(맥무력脈無力)이, 혈허증血虛證·음허증陰虛證에서는 세맥細脈이 나타난다.

둘째, 대체로 발한의 증가가 보인다. 기허증·양허증에서는 자한自汗이, 음허증에서는 도한盜汗이 나타난다.

셋째, 망진에서 밝고 연한 색이 보이는 예가 많다. 기허증·양허증과 혈허증에서는 설진 소견으로 담백설淡白舌이, 안면망진 소견으로서 창백蒼白, 담백淡白, 광백㿠白 등의 색깔이 나타난다.

넷째, 증상 발현이 국한적인 경우가 많다. 실열증에 비해 허열증에서는 조열潮熱, 오심번열五心煩熱, 권홍顴紅 등과 같은, 시간적, 부위적 국한성을 가진 증상·소견이 출현한다.

다섯째, 허증 가운데는 피로(체권體倦, 신피神疲 등), 무력(핍력乏力, 무기력 등) 증상을 보이는 증이 많다.

여섯째, 의사가 환자의 병소를 누를 때 비교적 편안하게 느끼는 경우가 많다[喜按]. 특히 복진에서 그러하다.

2. 실증實證

ICD-11 코드	SE74	KCD-7 코드	없음

실증은 사기邪氣가 실할 때 나타난다. 실증 전체에서 공통적으로 나타나는 증상은 존재하지 않으나 여러 실증에서 자주 나타나는 특징을 요약하면 다음과 같다.

첫째, 실증 가운데는 통증이 나타나는 증이 많다.

둘째, 실증 가운데는 창脹, 만滿, 비痞, 민悶 등 자각적인 답답함·팽만감이나 타각적 팽창 소견이 나타나는 증이 많다.

셋째, 증상 발현이 전면적인 경우가 많다. 허열증에서 여러 열상熱象이 시간적, 부위적(공간적) 국한성을 가지고 나타나는 반면 실열증에서는 지속적으로, 그리고 전신에서 나타나는 열상이 확인된다.

넷째, 의사가 환자의 병소를 누를 때 통증을 호소하거나 불편함을 호소한다[拒按]. 이러한 소견은 특히 복진에서 주로 확인되는 특징이다.

附: 허증과 실증 사이의 중간 상태

ICD-11 코드	SE79	KCD-7 코드	없음

허하지 않지만 실증이라 하기에는 불충분한 상태, 즉 허증과 실증의 중간 상태가 존재한다. 종래에 이런 상황에 대해서는 별다른 규정과 명칭이 없었으나 국제표준질병사인분류 11판(ICD-11)에서는 이 상태에 대해 별도의 명칭(Medium (Excess/Deficiency) pattern, 虛實中間證)과 코드(SE79)를 부여하였다.

1-3 표리表裏

표리는 사기가 존재하는 부위를 구분한 최상위 범주이다. 표증은 사기가 체표를 침범한 후 아직 체내(이부裏部)에 진입하지 않았을 때 나타나는 증이고 이증은 체내로 사기가 전입되거나 체내에서 사기가 발생하였을 때 나타나는 증이다.

표증의 대표적인 증상은 오한과 발열이 함께 나타나는 것이며, 표증의 대표적인 타각 소견은 부맥浮脈이다. 이증은 그 범위가 넓고 증상이 다양하여 공통된 특징을 예시하기 어렵다.

한편 사기가 표부와 이부의 사이에 머물고 있을 때 나타나는 것으로 간주되는 증인 반표반리증半表半裏證도 있는데, 이 증은 이 책의 「육경변증」 단락에서 설명할 소양반표반리증少陽半表半裏證을 말한다. 소양반표반리증의 구체적 증후는 해당 단락에서 설명하기로 한다.

1. 표증表證

ICD-11 코드	SE76	KCD-7 코드	없음

표증은 사기가 표부表部에 존재할 때 나타나는 증이다. 표증의 주된 진단 지표는 오한, 발열, 부맥이다. 여기에 더하여 두통頭痛, 신통身痛이나 기침, 재채기(분체噴嚏), 코막힘(비색鼻塞), 콧물(유체流涕), 인후부의 자극감(인양咽痒)이나 통증(인통咽痛)도 흔히 나타나는 증상이다. 설진 소견은 담홍설淡紅舌에 박백태薄白苔로 정상 소견을 보인다.

2. 이증裏證

ICD-11 코드	SE77	KCD-7 코드	없음

이증은 병사가 이부裏部에 있음을 지시하는 증이다. 표증은 한열허실에 따라, 또는 조·습·풍사의 동반 여부에 따라 비교적 간단한 하위 구분만이 이루어지지만 이증의 범주 안에는 한의학에서 다루는 대다수의 증들이 모두 포함되며 기·혈·진액과 오장·육부 등의 개념과 연관된 다양한 하위 구분이 존재한다. 이런 이유로 이증의 공통 증상을 말하기는 곤란하다. 다만 어떤 증이 표증임을 배제할 수 있을 경우 그 증은 이증이라 판단할 수 있다. 즉, 표증의 지표가 나타나지 않을 때는 어떤 증이든 이증으로 판단하게 된다.

이증은 매우 다양하고, 모두 병사病邪가 이부에 있음을 나타내는 증이지만, 그 가운데 병위病位의 천심淺深을 다시 나눌 수 있다. 대체로 병사가 기氣에 있을 때보다는 혈血에 있을 때, 그리고 부腑에 있을 때보다는 장臟에 있을 때 병위가 깊다고 말한다.

한편 전통적으로는 복통이나 복만腹滿, 변비, 설사와 같은 위장관의 증상을 동반하는 증들을 이증으로 지칭한 예가 많았다.

1-4 음증陰證과 양증陽證

팔강 가운데 음양은 위에서 설명한 한증, 열증, 허증, 실증, 표증, 이증의 성격을 총괄하는 상위 범주가 된다. 즉 음양은 표리, 한열, 허실 6강의 총강總綱이라 할 수 있다. 허증, 한증, 이증은 음증陰證이며 실증, 열증, 표증은 양증陽證이다.

이처럼 음증과 양증은 한열, 허실, 표리를 포괄하는 개념일 뿐 자체적인 증후를 갖지 않으나 질병이나 증상의 변증분형辨證分型에서 음증과 양증을 구분할 때는 표리한열허실 6강으로 완전히 환원할 수 없는 요소를 음양의 증형 구분에 사용하기도 한다. 예를 들어 수종水腫(부종)은 크게 음증과 양증, 즉 음수陰水와 양수陽水로 나뉘는데 음수는 대체로 허증·한증·이증의 성격을 갖지만 양수는 반드시 실증·열증·표증인 것이 아니며 이 둘을 구분하는 데는 한열허실표리의 일반 증상 외에 증상의 부위(상하)와 증상 발현과 전파의 신속성 여부도 중요한 기준이 된다. 또 다른 예로서 궐厥(사지궐랭四肢厥冷)을 종종 음궐陰厥과 양궐陽厥로 분류하는데 이 구분에는 동반되는 열증 증상과 한증 증상도 참고가 되지만 증상 발현에 앞서 한증과 열증 중 어디에 해당하는 단계를 거쳐 왔는가도 기준이 된다. 이처럼 질병이나 증상의 음양을 구분할 때는 표리, 한열, 허실 6강의 각 증에 해당하는 증상 이외에 음, 양 각각의 성질을 나타내는 다양한 요소가 반영될 수 있다.

1-5 팔강의 조합

팔강의 각 강綱끼리 서로 조합을 이룬 여러 가지 증이 존재한다. 이러한 조합은 두 가지 경우로 나누어 볼 수 있는데, 첫째는 서로 독립적인 강綱이 결합하는 경우이고 둘째는 서로 대대적待對的 관계에 있는 강이 결합하는 경우다. 예를 들어 한열과 허실은 독립적인 범주인데 이들의 조합으로서 허열증, 실열증, 한실증(실한증), 허한증이 나타날 수 있다. 이와 달리 한과 열, 허와 실은 각각 대대적인 관계를 이루는 범주인데 이들 범주의 증상이 함께 나타날 때는 그 관계에 대해 다시 세부적 구분을 해야 한다. 예를 들어 한증의 증상과 열증의 증상이 함께 나타날 때는 한, 열의 두 요소가 대등하다 판단될 경우도 있지만 양측의 중요성이 다를 때도 있고 어느 한 쪽은 진상眞象이 아닌 가상假象을 나타낼 때도 있으며 한, 열이 전화되는 과정일 수도 있기 때문에 환자가 이 가운데 어느 경우에 해당하는지 세부적 판단을 해야 한다.

1. 독립적 범주간의 조합

한열, 허실, 표리는 서로 독립적인 범주다. 이들이 결합되면 모두 8가지의 증, 즉 이허한증裏虛寒證, 이실한증裏實寒證(이한실증), 이허열증裏虛熱證, 이실열증裏實熱證, 표허한증表虛寒證, 표실한증表實寒證(표한실증), 표허열증表虛熱證, 표실열증表實熱證을 구성하는 것이 가능한데 표열증의 허실은 구분하지 않으므로 실제로는 표허열증과 표실열증 대신 표열증 1종을 인정하여 모두 7가지의 증을 표리·한열·허실이 결합된 병증으로 활용하고 있다. 아래에서 이들 각각을 설명한다.

진단편

1.1 이증에서 한열허실의 조합

이증裏證의 범주 안에서 한열과 허실의 조합에 따라 이허한증, 이실한증, 이허열증, 이실열증의 네 가지 증이 파생된다. 그런데 이증이 포괄하는 범위가 표증에 비해 매우 넓으므로 표리 구분의 명칭 없이 이들을 허한증, 실한증(한실증), 허열증, 실열증으로 부르는 경우가 대부분이다.

① 허한증虛寒證

ICD-11 코드	없음	KCD-7 코드	U62.1

허한증은 한증이면서 허증인 성격을 갖는 증으로 체내의 양기가 부족하여 발생하는 증이다. 양허증陽虛證과 동의어이다. 한증의 증상인 형한形寒, 지냉肢冷, 외한畏寒, 희온喜溫, 불갈[口不渴], 변당便溏, 요청尿淸의 증상에 정기허의 표현인 체권體倦, 핍력乏力, 신피神疲, 단기短氣, 소기少氣, 자한自汗의 증상이 동반되며 양기허손으로 수액의 대사가 지체되면 요소尿少, 부종浮腫이 나타날 수 있다. 설체는 담백淡白하고 맥은 침지무력沈遲無力하다.

附: 망양증亡陽證

ICD-11 코드	없음	KCD-7 코드	U62.3

양기의 허손이 심해져 종말 단계에 이르면 망양증이 나타난다. 망양증에서는 냉한임리冷汗淋漓, 면색창백面色蒼白, 피부 한량[肌膚發凉], 사지궐랭四肢厥冷, 갈증 부재[口不渴] 또는 온수 선호[渴喜熱飮], 의기소침[精神萎靡] 또는 심할 경우 의식 혼미, 설질담윤舌質淡潤, 맥미욕절脈微欲絶의 증상이 보인다. 양허증과 공유하는 증상이 많지만 그 정도가 심하며 발한發汗 양상과 신지神志 상태, 맥상脈象에서 양허증과 차이를 보인다.

양허증(허한증)과 망양증의 비교

	양허증	망양증
땀	자한自汗	줄줄 흐르는 식은 땀[冷汗淋漓]
정신의 상태	신피神疲	정신위축(의기소침), 심하면 혼미
신체의 온기	형한形寒, 지랭肢冷 (망양증에서 더 심하게 나타남)	
갈증	갈증이 없거나 있더라도 더운물을 선호	
면색	면백面白	
설상	설체는 담백, 설태는 습윤함	
맥상	침지무력沈遲無力	극히 약함[脈微欲絶]

② 한실증寒實證

한실증은 한증이면서 실증인 성격을 갖는 증으로 외부에서 한사가 침입하거나 체내에서 한사가 형성되어 나타나는 증이다. 실한증實寒證이라고도 하나 『상한론』 이래 이어진 관례에 따라 한실증이라는 명칭을 주로 사용한다.

한증의 증상인 형한形寒, 지냉肢冷, 외한畏寒, 희온喜溫, 변당便溏, 요청尿淸, 불갈不渴의 증상에 더하여 실사實邪에 의한 동통이 흔히 동반된다. 특히 복부에서 그러하다. 안색은 흰 경우가 많지만 때로 청, 흑의 안색이 나타날 수도 있다. 설상은 담백설에 백태로 나타날 때가 많지만 때로 청설靑舌·자설紫舌에 회태灰苔나 흑태黑苔가 나타날 수도 있다. 맥 역시 지맥遲脈 외에 긴맥緊脈이 흔히 출현한다.

③ 허열증虛熱證

ICD-11 코드	없음	KCD-7 코드	U62.0

허열증은 열증이면서 허증인 성격을 갖는 증으로 체내의 음이 부족하여 양기를 제어하지 못함으로써 발생하는 증이다. 음허증陰虛證과 동의어이다. 실열증에 비해 열상熱象이 국한적으로 나타나는 경향이 있다. 열감이 손발과 가슴에 집중적으로 나타나며(오심번열五心煩熱), 하루 중 오후에 열이 오르고(조열潮熱), 광대뼈 부위에 붉은 색이 나타난다(권홍顴紅). 변건便乾, 요황尿黃, 번조煩躁, 불면, 다몽多夢, 구조口燥·인건咽乾 증상은 실열증과 허열증에서 모두 보이는 증상이다. 설질은 붉고[舌紅] 설태는 적거나[少苔] 없으며[無苔] 맥은 세삭細數하다.

附: 망음증亡陰證

ICD-11 코드	없음	KCD-7 코드	U62.2

음액의 허손이 심해져 종말 단계에 이르면 망음증이 나타난다. 망음증에서는 기름방울 같은 점도가 높은 땀이 흐르고 몸에 열이 있으면서 손발이 따뜻하다. 또한 번조煩躁, 불안 증상이 있거나 심한 경우 의식이 혼미하다. 소변이 극소하며 얼굴에 홍조가 있고 혀는 붉으면서 건조하고 맥은 세삭細數하거나 세질細疾하되 누르면 힘이 없다.

음허증(허열증)과 망음증의 비교

	음허증	망음증
땀	도한盜汗	기름방울처럼 흘러나오는 땀[汗出如油]
정신의 상태	번조煩躁, 불안不安	번조, 불안, 심하면 혼미
열	조열潮熱	조열 또는 지속적인 신열身熱
	오심번열五心煩熱	손발이 따뜻함[肢溫]
갈증	구건口乾	구갈口渴, 찬 물을 찾음[喜冷飮]
면색	권홍顴紅	
설상	설체는 홍紅, 설면이 건조함	
맥상	맥세삭脈細數	맥세질脈細疾 또는 맥세삭무력脈細數無力

④ 실열증實熱證

실열증은 열증이면서 실증인 성격을 갖는 증으로 외부에서 열사가 침범하거나 체내의 열이 실사實邪로 전화되어 나타난다. 지속적인 발열, 변건便乾, 요황尿黃, 번조煩躁, 불면, 다몽多夢, 구갈口渴, 인건咽乾 증상이 동반된다. 얼굴 전체가 붉고[面色通紅] 설질도 붉으며[舌

紅] 황태黃苔가 있고 맥은 삭數하다. 허열증과 비교할 때 열상이 보다 전면적으로 나타나는 특징이 있다. 즉 하루 중 특정 시기와 무관하게 발열이 지속되며 붉은 안색이 얼굴 전체에 나타난다. 또한 갈증이 분명하게 나타나고 허열증에서 설태가 적거나[少苔] 없는[無苔] 것에 비해 실열증에서는 설태가 증가하며 흔히 황태黃苔가 나타난다.

1.2 표증에서 한열허실의 조합

표증表證의 범주 안에서도 한열과 허실에 따라 표허한증, 표한실증, 표허열, 표실열증의 네 가지 하위 증형을 생각할 수 있으나 표열증에 대해서는 허실을 구분하지 않으므로 표허한증, 표한실증, 표열증의 3종이 표증의 세부 증형이 된다.

한열과 허실의 증상은 이증과 표증 사이에 차이가 있다. 표증에서는 장부의 증상이 나타나지 않아서 대변과 소변의 변화가 없으며 번조, 불면과 같은 정신 관련 증상도 나타나지 않는다. 갈증도 뚜렷하지 않다. 설체와 설태에도 큰 변화가 없다. 또한 표증에서는 한증의 경우에도 지맥遲脈이 나타나지 않는다. 자각증상 가운데 표증에서 한열을 구분하는 주요 지표는 오한과 발열의 경중이며 허실을 구분하는 주요 지표는 자한自汗 증상의 유무다.

① 표허한증表虛寒證

표허한증은 체표를 방어하는 위기衛氣가 충실하지 않은 상태에서 외부의 한사寒邪가 표부表部에 침범하여 나타나는 증이다. 오한, 발열, 두통, 자한自汗 증상이 있으며 설상에는 변화가 없어 정상 소견인 담홍설淡紅舌, 박백태薄白苔가 나타난다. 맥은 긴장도가 없어 부완浮緩하다. 기침, 코막힘, 재채기가 수반되는 경우도 흔하다. 표한실증과의 중요한 구분점은 한출汗出이 있다는 것과 맥이 긴緊하지 않고 완緩하다는 점이다.

② 표한실증表寒實證

표한실증은 위기와 외부 한사의 세력이 왕성한 상황에서 이 둘이 표부表部에서 맞부딪힐 때 나타나는 증이다. 오한, 발열, 두통이 있고 전신 곳곳에 통증이 나타난다. 표증에서 발열이 있을 때는 땀이 나는 것이 보통이지만 표한실증에서는 위기의 작용이 왕성하여 땀이 나지 않는다. 표허한증과 마찬가지로 설상에는 변화가 없어 담홍설에 박백태가 보인다. 맥은 부긴浮緊하다. 기침, 코막힘도 흔히 나타난다.

표허한증과의 중요한 구분점은 발한이 없다[無汗]는 것과 맥이 긴緊하다는 것이며 표열증이나 표허한증에 비해 두통, 신통身痛이 더 심하다.

③ 표열증表熱證

표열증은 체외의 열사熱邪가 표부에 침범하거나 표부를 침범한 각종 외사가 열로 전화되어 발생하는 증이다. 표한증과 마찬가지로 오한과 발열이 있으나 오한에 비해 발열이 심하게 나타난다. 대개 발열과 함께 땀도 나지만[自汗], 땀이 많지 않거나[少汗], 땀이 나지 않는[無汗] 경우도 있다. 표증이지만 구강의 건조감[口乾]을 느끼며 때로 약간의 갈증도 있을 수 있다[微渴]. 설질 역시 약간의 변화를 보일 수 있어서, 설체가 전반적으로는 담홍색淡紅色이지만 설변舌邊과 설첨舌尖으로 약간의 홍색이 나타나기도 한다[邊尖微紅]. 설태 역시 박백태를 유지하지만 다소 건조하다[不潤]. 맥은 부삭浮數하다. 표한증과 마찬가지로 기침, 코막힘이 있을 수 있는데 표한증과 비교할 때 탁한 콧물을 흘리는[鼻流濁涕] 특징이 있다. 또한 인후동통[咽痛]도 흔히 나타난다.

표한증과 표열증의 주요 감별점은, 첫째, 표한증에서 발열에 비해 오한이 뚜렷한 데 반해 표열증에서는 오한에 비해 발열이 강하게 나타난다는 것이며 둘째로 표한증보다 표열증에서 맥이 더 삭數하다는 점이다.

2. 대대적 범주간의 조합

표表와 이裏, 한寒과 열熱, 허虛와 실實은 각각 대대적待對的 관계를 이루는, 즉 그 속성이 상반되면서 서로 하나의 짝을 이루는 범주다. 표는 이裏에 대해, 한은 열에 대해, 허는 실에 대해 대대관계에 있다. 이들은 각각 상반된 속성을 가지고 있으므로 양자를 나타내는 증상·소견이 함께 나타나는 것은 상대적으로 예외적인 상황이 된다. 이러한 예외적인 조합에 대해서는 결합된 요소의 상호관계에 주목하여 아래와 같은 몇 가지 유형으로 나누어 분석해야 한다.

2.1 대등한 결합 - 일반적 상겸相兼

복수의 증이 동시에 나타나는 것을 증의 상겸相兼이라고 한다. 증의 상겸이 이루어질 때 각 증은 대등한 병태로서 공존하는 경우도 있고 세력의 편차가 있거나 주종 관계를 형성하는 경우도 있다.

상겸된 증들이 대등한 관계로 병존하는 경우는 다시 두 가지로 나누어 볼 수 있다. 하나는 전신 증후로서 각 증의 증후가 함께 나타나는 경우이고 다른 하나는 각 증의 증후가 신체의 서로 다른 부위에서 발현되는 경우이다.

① 겸존兼存

독립적인 성격을 갖는 복수의 증이 동시에 한 환자에게 존재하는 것은 충분히 가능하다. 하지만 대대적 성격을 갖는 두 증이 대등한 병태로서 공존하는 것, 예를 들어 허증과 실증이 공존하거나 열증과 한증이 공존하는 것은 모순적 상황이기 때문에 전통적으로 이를 인정하지 않았지만 예외적으로 허한증(양허증)과 허열증(음허증)의 증후가 동시에 출현하는 경우에는 두 요소가 함께 존재하는 것으로 파악하여 음양구허증陰陽俱虛證으로 진단한다.

음양구허증陰陽俱虛證

ICD-11 코드	없음	CD-7 코드	U62.5

음양구허증은 체내 음, 양의 요소가 동시에 부족해지거나 양기陽氣의 허손이 음액陰液에 파급되어[陽損及陰], 또는 음액의 허손이 양기에 파급되어[陰損及陽] 나타나는 증이다. 음양양허증陰陽兩虛證이라고도 한다. 양허증의 증상인 외한畏寒, 형한形寒, 지랭肢冷, 신피神疲, 정신위둔精神萎頓, 체권핍력體倦乏力, 소기少氣, 나언懶言, 자한自汗과 음허증의 증상인 형체소수形體消瘦, 오후조열午後潮熱, 오심번열五心煩熱, 두훈頭暈, 목현目眩, 불면不眠, 심계心悸, 도한盜汗이 함께 나타난다. 설체는 담반淡胖하여 허한의 특징을 보이되 설면이 건조하여[舌少津] 허열의 특징도 함께 나타나며 맥은 세삭細數하면서 무력하다.

② 편재偏在

대대적 속성을 갖는 두 증의 증후가 전신에서 동시에 나타나는 것은 모순적 상황이지만 두 증의 증후가 각각 서로 다른 부위에 치우쳐 나타나는 것은 자연스런 경우라 할 수 있다.

한열과 허실의 증후가 부위를 달리하여 나타나는 경우 아래와 같은 몇 가지 유형이 있다.

㉠ 한열의 편재

한증과 열증의 증후가 각각 신체의 서로 다른 부위에 나타나는 경우로서 흔히 보이는 것은 다음과 같은 두 가지가 있다.

첫째, 인체의 상, 하 각 부위에 한증과 열증이 나뉘어 나타나는 것이다. 몸 위쪽으로는 열증의 증후가, 아래쪽으로는 한증의 증후가 나타날 경우 상열하한증上熱下寒證이라 하며 반대로 몸 위쪽에 한증의 증후가, 아래쪽에 열증의 증후가 나타날 때는 상한하열증上寒下熱證이라 한다.

둘째, 표리表裏를 달리하여 한증과 열증이 나타나는 것이다. 표부表部에는 한증이, 이부裏部에는 열증이 나타나는 표한리열증表寒裏熱證과 표부에 열증, 이부에 한증이 나타나는 표열리한증表熱裏寒證이 있다. 한편 이한증과 표한증이 함께 나타나는 경우도 있는데 이러한 경우 표리구한증表裏俱寒證이라 하며, 이열증과 표열증이 함께 나타나는 경우도 있어 이를 표리구열증表裏俱熱證이라 한다. 표한리열증, 표열리한증과 함께 이들은 모두 표리동병表裏同病의 예가 된다.

㉡ 허실의 편재

한열과 마찬가지로 허실의 증후가 신체의 서로 다른 부위에 나타나는 경우에도 다음의 두 가지가 흔히 보이는 사례가 된다.

첫째, 인체의 상, 하 각 부위에 허증과 열증이 나뉘어 나타나는 것이다. 몸 위쪽으로는 실증의 증후가, 아래쪽에는 허증의 증후가 나타날 경우 상실하허증上實下虛證이라 하며 반대의 경우에는 상허하실증上虛下實證이라 한다.

둘째, 표리를 달리하여 허증과 실증이 나타나는 것이다. 한열 편재의 경우와 마찬가지로 허실의 경우에도 표허리실증表虛裏實證, 표실리허증表實裏虛證의 두 가지 형태가 있을 수 있다.

2.2 대등하지 않은 결합 — 주차主次와 경중輕重

복수의 증이 상겸相兼된 경우 각 증의 중증도重症度에 차이가 있거나 각 증이 비독립적인 예가 있다. 이 경우 병태의 본질을 반영하는 증을 주증主證, 그렇지 않은 증을 차증次證이라 한다. 또한 보다 심한 증세로 구성된 증후와 그렇지 않은 증후를 구분하여 증의 경중輕重을 가리기도 한다. 원칙적으로 주증主證, 그리고 중증重證이 치료의 주된 대상이 되며 차증次證과 경증輕證은 치료의 참고 대상이 된다.

한증·열증과 허증·실증은 대대적 성격을 갖는 증이므로 두 증이 겸존하는 경우 한 증은 주증, 한 증은 차증으로 파악되는 경우가 많다. 또한 대대적 관계의 증이 주차 관계를 이룰 경우 주증은 그 증후가 전면적으로 나타나지만 차증은 일부의 증후만이 출현하는 경우가 많은데 이처럼 불완전한 증후를 구성하는 차증이 나타날 때는 주증에 차증이 "겸협兼夾"되었다고 말한다. 예를 들어 고열[장열壯熱], 면적面赤, 번조煩躁, 설홍舌紅, 태황苔黃, 맥홍대脈洪大의 실열증 증후에 오후조열午後潮熱, 신체소수身體消瘦, 구건口乾, 대변건결大便乾結의 음진휴손陰津虧損 증후가 일부 나타날 수 있는데 이 경우 실증협허實證夾虛, 즉 실증이 주를 이루되 허증이 부수적으로 나타난 것으로 파악한다. 반대의 경우인 허증협실虛證夾實도 다양한 형태로 존재하며 한증협열寒證夾熱, 열증협한熱證夾寒의 경우도 다양한 형태가 가능하다.

2.3 거짓 결합 — 진가眞假

그런데 상겸된 증 가운데 어느 하나는 환자의 실제 상황을 반영하지 못하는 경우가 있다. 이처럼 병태의 본질과 무관하거나 상반되어 치료 목표에서 제외해야 할 증후, 즉 가상假象이 출현하는 경우는 특히 대대적 관계를 이루는 증의 결합에서 주목해야 한다.

팔강변증의 범위에서는 한증, 열증의 상겸과 허증, 실증의 상겸에서 각 증의 진가를 가려야 한다.

앞에서 설명한 증의 겸존, 편재, 주차, 경중의 예에서는, 정도의 차이는 있을지라도 상겸된 증을 모두 치료의 대상으로 고려해야 하나 진가眞假의 관계로 결합된 증에 대해서는 오직 진상眞象을 보이는 증만을 치료 대상으로 해야 한다.

① 한열진가

한열의 증후가 공존할 경우 한, 열 어느 한쪽의 증후가 가상假象인 예가 있다.

첫째, 한증의 증후가 진상이고 열증의 증후가 가상인 경우다. 이를 진한가열증眞寒假熱證이라 한다. 사지궐랭四肢厥冷, 하리청곡下利淸穀, 정신부진精神不振(의기소침), 소변청장小便淸長, 설태박백舌苔薄白의 한증 증후와 함께 면적面赤, 신열身熱, 구갈口渴의 열증 증후가 나타난다. 맥은 대大하면서 무력하다. 이 때 면적의 소견이 보이지만 얼굴의 일부에만 간헐적으로 적색이 출현하며, 갈증이 있지만 뜨거운 물을 찾고 마시는 양도 그리 많지 않다. 환자의 체간부에는 열이 있지만 환자는 추위를 자주 느끼고 몸을 따뜻하게 하려는 경향을 보인다.

진한가열증은 한증의 종말 단계에서 보이는 경우가 보통이기 때문에 음극사양증陰極似陽證이라고도 한다.

둘째, 열증의 증후가 진상이고 한증의 증후가 가상인 경우다. 이를 진열가한증眞熱假寒證이라 한다. 고열壯熱, 구갈口渴, 번조煩躁, 대변비결大便秘結, 설홍舌紅, 태황苔黃의 열증 증후와 함께 한증 증후인 사지궐랭四肢厥冷이 나타난다. 맥은 삭數하면서 침沈하다. 이 때 환자의 손발은 차지만 흉복부에는 열이 뚜렷하고 오한惡寒이나 외한畏寒이 아닌 오열惡熱 증상을 보인다.

진열가한증 역시 오래 열증을 앓은 후 나타나는 경우가 많아 양극사음증陽極似陰證이라고도 한다.

② 허실진가

허실의 증후가 공존할 때도 어느 한쪽의 증후가 가상일 수 있는데 실증 증후가 진상일 경우 진실가허증眞實假虛證, 허증 증후가 진상일 경우 진허가실증眞虛假實證이라 한다. 진실가허증과 진허가실증은 다양한 병리 기전에서 출현할 수 있고 증후 구성 역시 다양한 형태가 가능하다.

2.4 과도적 상황 – 전화轉化

질병 진행 과정에서 새로운 증상·소견이 출현하거나 사라짐으로써 증상·소견의 구성이 변화되는 경우가 있다. 이 과정이 바로 한 증證이 다른 증으로 바뀌는 과정이다. 그런데 이러한 증의 전화 과정에서 한 증의 증후가 완전히 사라지지 않거나 새로운 증의 증후가 충분히 발현되지 않은 채 공존하는 경우가 있다.

팔강 병증 가운데에도 실증에서 허증으로[由實轉虛], 허증에서 실증으로[因虛致實], 허한증에서 허열증으로[陽損及陰, 陰陽同病이 아닌 경우], 허열증에서 허한증으로[陰損及陽, 陰陽同病이 아닌 경우], 한실증에서 실열증으로[陰盛轉陽], 실열증에서 한실증으로[陽盛轉陰] 전화되는 등 여러 과정에서 과도적 증후 공존이 나타날 수 있다.

『상한론』에서는 이러한 증 전화 과정에 나타나는 증의 공존을 "병병倂病"이라 하였는데 함께 나타난 증 가운데 어떤 증을 치료 대상으로 할 것인지는 구체적 병병 유형에 따라 결정되며 단일한 규칙이 존재하지 않는다.

2 기혈진액변증氣血津液辨證

2-1 기증氣證

기氣는 한의학에서 생명력, 생체에너지 및 생명 기능 활동을 표현하는 용어로, 추동推動, 온후溫煦, 고섭固攝, 방어防禦, 기화氣化 등의 생리적 작용을 한다. 기증氣證은 기의 병리적 변화를 표현하는 것이므로 기능의 변화 및 저하로 나타나는 모든 증상을 포괄하고 있어 그 영역이 매우 넓지만, 그 특징에 따라 임상에서는 기허氣虛, 기체氣滯, 기역氣逆으로 나누고, 여기에 문제가 발생한 원인 또는 현재 주소主訴 증상이 나타나는 위치로서 장부臟腑를 결합시켜 다양한 형태로 분류하여 변증하고 있다.

1. 기허증氣虛證

ICD-11 코드	SE90	KCD-7 코드	U60.0

기허증은 인체의 전체적인 생명력 및 각 장부의 기능이 감퇴되어 나타나는 증으로 선천적으로 허약 체질이거나, 후천적으로 적절하지 못한 식습관, 과도한 업무와 운동을 통한 과로 또는 장기간의 투병 및 노화의 진행으로 인해 주로 발생한다.

환자에게 주로 나타나는 증상은 목소리가 낮고 힘이 없으며[聲音低微], 기운이 없어 말하기를 싫어하고[少氣懶言], 전신에 힘이 없고 피곤해하며[肢體倦怠], 활동 시 평소보다 땀이 많아거나[自汗], 호흡이 짧고 빨라지기도[呼吸氣促, 短氣] 한다. 심한 경우 머리가 어지럽고[頭暈] 눈앞에 반짝이는 것이 보이며[眼花], 탈항脫肛, 탈장脫腸, 자궁하수子宮下垂 등이 발생하는 경우도 있다. 이렇게 기허증이 심해지는 경우를 기함증氣陷證으로 추가적으로 분류하기도 한다.

이 외에도 맥진에서는 맥이 약하고 힘이 없으며[脈微, 脈虛, 脈無力], 설진에서는 설체가 담백하고[舌體淡白], 설태가 얇고 흰[舌苔薄白] 경우가 많다.

기氣의 추동推動, 온후溫煦, 고섭固攝, 방어防禦, 기화氣化와 같은 정상적인 생리현상이 약화되어 나타나는 증이므로 각 장부 기능의 감퇴로 인한 활동 및 기능 저하가 나타날 경우 이 증으로 진단할 수 있으며, 아래의 기체증氣滯證, 기역증氣逆證과는 기능의 이상과 기능의 저하라는 차이에서 구분이 가능하며, 기허증의 특성상 활동이나 운동에 의해 위에서 언급한 증상이 심해지게 된다.

이 증의 치법으로는 보허補虛, 보기補氣, 익기益氣의 방법을 사용한다. 대표적인 처방으로는 사군자탕四君子湯이 있다.

2. 기체증氣滯證

ICD-11 코드	SE91	KCD-7 코드	U60.3

기체증은 기의 운행이 인체의 일부분 또는 장부에서 원활하게 이루어지지 못해서 나타나는 증으로 대개 정서적인 요인과 관계가 깊지만 외감外感, 외상外傷이나 식상食傷에 의해서도 발생할 수 있다.

환자에게 주로 나타나는 증상은 흉복부의 팽만감과 불편한 느낌 내지는 팽창감이 수반된 통증[脹痛]이 있으며, 트림이나 방귀에 의해 경감되는 경향이 있고, 통증의 부위도 한 곳에 특정되어 있지 않고 이리저리 옮겨 다니는 특징[流走痛]을 가지며 이러한 증상들이 정서적인 변화에 의해 호전과 악화를 반복하기도 한다.

이 외에도 맥진에는 침맥沈脈이 나타나는 경우가 있으며, 식욕이 없어 음식을 먹지 못하는[納呆] 경우도 있다.

기의 운행이 조체阻滯된 장부에 따라 증상의 종류와 출현 부위가 달라진다. 기체氣滯가 심폐心肺에 발생할 경우 심흉부心胸部에, 비脾에 발생할 경우 위완부胃脘部에, 간肝에 발생할 경우 흉협부胸脇部에, 신腎에 발생할 경우 요척腰脊의 부위에 증상이 호발하게 되므로 문진問診과 절진切診을 통해 이를 잘 파악할 필요가 있다.

이 증의 치법으로는 이기理氣, 행기行氣의 방법을 사용한다.

3. 기역증氣逆證

ICD-11 코드	SE92	KCD-7 코드	U60.4

기역증은 기기순환氣機循環에 있어서 마땅히 아래로 내려가야 할 것이 거꾸로 치밀어 올라 발생하는 증으로서 주로 기氣의 소설疏泄과 하강下降을 담당하는 간肝, 폐肺, 위胃와 관련해서 발생하고, 그 원인은 담탁痰濁, 식체食滯, 한음내정寒飮內停, 그리고 갑작스러운 정서변화인 경우가 많다.

환자는 가슴이 뛰거나[心悸] 뒷목이 뻐근하거나[項强] 두통을 호소하며 기역氣逆이 발생한 장부에 따라 서로 다른 증상이 나타난다. 폐肺에 기역이 있을 경우 기침이나 천식[咳嗽喘息]

진단편

이, 위胃에 기역이 있을 경우 트림[噯氣], 메스꺼움[惡心], 구토, 딸꾹질[呃逆]이 나타나며, 간肝의 경우에는 어지러움[頭暈], 현기증[目眩]이 보이고 심하면 갑자기 정신을 잃거나[昏厥], 피를 토하는[吐血] 경우도 있다.

이 증의 치법으로 강기降氣, 이기강역理氣降逆의 방법을 사용한다.

2-2 혈증血證

혈의 병태는 허실, 한열, 조습의 변화로 나타난다. 혈의 부족은 혈허증血虛證, 혈의 정체는 혈어증血瘀證을 형성한다. 혈의 한성 병태는 혈한증血寒證으로, 혈의 열성 병태는 혈열증血熱證으로 나타난다. 혈의 건조는 혈조증血燥證을 형성한다.

1. 혈허증血虛證

ICD-11 코드	SE00	KCD-7 코드	U61.0

혈허증은 혈의 양부족量不足으로 전신이 허약해지는 증이다.

혈허증은 얼굴, 손발톱, 입술색이 연해지고[色淡白], 손톱이나 피부가 건조하거나 거칠어지며, 집중력 저하, 불면·수면장애, 어지러움[眩暈], 심계心悸, 피부의 지각 이상, 탈모, 눈 피로, 근육 경련muscle cramp, 건망, 여성의 경우 월경불순, 과소월경, 월경지연 등이 나타나며, 맥세무력脈細無力, 설담백舌淡白과 같은 증상과 소견으로 표현된다.

혈허는 소화관 출혈, 월경, 비정상 성기 출혈, 치질 출혈 등으로 혈이 체외로 누출되거나, 모성 질환, 악성 종양, 대병大病 등으로 인해 혈이 지나치게 소모되는 경우와 약제, 방사선 등에 의해 혈의 생성에 장해를 받는 경우, 비의 운화運化기능 부족 등으로 필요한 만큼의 혈이 생성되지 않는 경우에 발생할 수 있다.

혈은 장부 조직에 필요한 영양을 공급하는데, 얼굴, 혀, 입술, 손발톱에 영양이 공급되지 않으면 색이 연해지고 거칠어지게 된다. 또한 장기나 조직에 영양이 공급되지 않으면 어지러움, 눈의 피로, 건망, 불면, 심계心悸 등이 나타나게 된다. 혈의 부족으로 맥관에 영양을 공급하지 못하면 맥이 가늘고 힘이 없게 되며, 근육에 필요한 혈이 부족하면 근육경련 등이 나타나게 된다. 여성의 경우 혈이 부족하게 되면 월경량이 적어지고 주기가 길어지며 심하면 월경이 없어지기도 한다.

혈허는 기허氣虛, 음허陰虛, 혈어血瘀 등과 함께 나타나 기혈양허증氣血俱虛證, 음혈휴어증陰

血虧虛證, 혈허협어증血虛夾瘀證 등을 형성하게 된다.

이 증의 치법으로는 부족한 혈을 보충하는 것[補血]이 가장 중요하며, 대표적인 처방으로는 사물탕四物湯이 있다.

2. 혈어증血瘀證

ICD-11 코드	SE01	KCD-7 코드	U61.2

혈어증은 혈의 흐름에 장애가 일어난 병태를 의미한다. 혈맥을 떠난 혈이 배출되지 못하거나 흩어지지 못하여 체내에 머무르거나, 혈액 운행이 방해받아 경맥이나 장기에 머무르는 것을 어혈瘀血이라 하고, 어혈로 인해 발생하는 증후를 혈어증血瘀證이라 한다.

혈어증은 동통, 종괴腫塊, 출혈, 자반紫斑 등의 증상이 나타나게 된다. 혈어증에 의한 통증은 칼로 베는 듯하고[刺痛], 통증 부위가 고정되어 움직이지 않으며, 야간에 심해지며, 누르거나 만지면 심해진다. 종괴가 체포에 있는 경우는 청자색을 띠게 되고, 복강 내에 존재하면 단단하고 이동하지 않게 된다. 출혈의 특징은 반복적으로 출혈이 나타나며 색은 암자색이고 혈괴가 섞여 있거나, 대변은 검고, 여성의 경우 붕루崩漏가 나타나기도 한다. 어혈의 경우 안색이 검고, 입술과 손톱이 청자색을 띠고, 피부가 거칠게 되며 때로 굳은살의 층을 형성한다[肌膚甲錯]. 피하에 자반이 생기거나, 모세혈관이 확장되어 복부나 하지의 정맥류가 나타나기도 한다. 특히 여성에서는 무월경, 월경통 등이 나타나기도 한다. 설질은 암자색 혹은 어반瘀斑이 나타나거나, 설하정맥이 두드러지게 된다. 맥은 세삽細澁하다.

어혈의 형성원인은 여러 가지가 있다. 하나는 외상, 타박, 수술 등으로 인한 체내 출혈이 배출되지 않고 적체積滯되는 것이다. 두 번째는 기체氣滯로 인해 혈행血行이 원활하지 않거나 기허氣虛 또는 양허陽虛로 인하여 혈액을 운행할 수 있는 힘이 없어 혈행이 느려지게 되는 것이다. 세 번째는 혈한血寒하여 혈맥이 응체凝滯하거나, 혈열血熱하여 혈액이 농축되어 맥관에 막히게 되는 것이고, 마지막으로 습열濕熱, 담탁痰濁 등이 맥락을 막아 혈액의 운행에 장애가 생겨 발생하게 된다.

어혈은 형태가 있는 병사病邪로서 어혈이 존재하면 기혈의 운행이 막혀 잘 소통되지 않으므로 동통이 심하며 부위가 고정되어 움직이지 않고 손으로 만지거나 누르면 통증이 심해지는 특징이 있다. 또한 야간에는 양기陽氣가 안으로 들어가고 음기陰氣가 일을 하게 되어 혈행이 완만해져서 어체瘀滯가 심해지므로 야간에 통증이 심해지게 된다. 어혈이 오랫동안 흩어지지 않으면 종괴腫塊가 형성되고, 혈액이 경맥을 순환하지 않고 맥관 밖으로 넘쳐 흐르게 되므로 출혈이 반복되게 된다. 혈행의 장애로 인해 기부肌膚에 영양을 공급하지 못하므로 피부가 건조하고 거칠어지게 된다. 어혈이 피하에 어체瘀滯되면 피하에 자반이 생기고 체표의 낙맥絡脈에 어체되면 모세혈관이 확장되며 간에 어체되면 복부에 거미 모양의 혈관이 생기고 하지에 어체되면 정맥류 등이 나타나게 된다.

이 증의 치법은 활혈화어법活血化瘀法으로, 대표적인 처방으로는 계지복령환桂枝茯苓丸, 당귀수산當歸鬚散이 있다.

附: 혈어증의 진단 기준

1960년대와 1970년대를 거쳐 변증학의 체계가 현대적으로 정립된 이후 변증의 표준화 작업이 이어졌다. 이러한 표준화 작업 가운데 증證의 진단 기준을 제정하려는 움직임이 특히 주목할 만한 흐름이라 할 수 있으며 혈어증은 여타의 증들보다 일찍 진단 기준이 마련되고 국제적 표준화가 시도된 증이라 할 수 있다. 1982년 중국의 제1차 전국활혈화어학술회의全國活血化瘀學術會議에서 「혈어증진단표준血瘀證診斷標準」을 발표했고 1983년 일본의 테라사와 가츠토시[寺澤捷年]는 실증적 연구를 토대로 어혈(발표 논문에서는 어혈증瘀血症으로 표현)의 진단 기준을 제시했다. 이어 1986년 일본의 오가와 아라타[小川新]를 중심으로 국제어혈진단시행방안國際瘀血診斷標準試行方案이 발표되었다. 이후 1988년 한국, 중국, 일본의 연구자가 참여한 혈어증연구국제회의血瘀證硏究國際會議가 중국 베이징에서 개최되어 「혈어증진단참고표준血瘀證診斷參考標準」이 발표되었다. 그 내용은 다음과 같다.

① 설체가 어두운 색이거나 설체에 어반瘀斑, 어점瘀點이 있다 ② 전형적인 삽맥이 잡히거나 맥동 결손이 있다 ③ 고정된 부위에 통증이 있다(또는 장기간의 통증이나 찌르는 듯한 통증이 있거나 거안拒按의 반응을 보인다) ④ 어혈을 지시하는 복증이 있다 ⑤ 복부에 덩어리가 촉지된다 ⑥ 출혈이 있다 ⑦ 피부점막에 어혈반瘀血斑이나 이상 맥관이 관찰된다 ⑧ 생리통과 함께 덩어리진 검붉은 생리혈이 보이거나 무월경이 있다 ⑨ 피부가 건조하고 인설鱗屑이 있다[肌膚甲錯] ⑩ 편마비와 피부의 감각저하가 있다 ⑪ 다동증多動症 또는 광증狂症이 있다 ⑫ 진단검사에서 혈류 장애 표현이 확인된다

설명: ① 임의의 1항이 있으면 혈어증으로 진단할 수 있다 ② 임상각과의 혈어증 기준은 별도로 정한다 ③ 관련된 상겸증에 주의하여 종합적으로 변증시치한다.

2016년에는 중국중서의결합학회中國中西醫結合學會의 활혈화어전업위원회活血化瘀專業委員會에서 실용혈어증진단표준實用血瘀證診斷標準을 발표하였다. 내용은 다음과 같다.

I. 주기준

① 설질자암舌質紫暗 또는 어반瘀斑, 어점瘀點 ② 얼굴, 입술, 잇몸, 안와부 및 손·발가락 끝이 청자색 또는 흑색임 ③ 여러 부위*의 정맥이 구불구불한 형태로 확장되어 있거나 모세혈관의 이상적 확장이 보임 ④ 소위 이경지혈離經之血(출혈로 야기된 장기, 조직, 피하 또는 흉복강 안의 혈적血滴, 혈괴血塊) ⑤ 간헐적 파행跛行 ⑥ 복부의 압통과 저항감 ⑦ 무월경 또는 덩어리가 있는 흑색 생리혈 ⑧ 영상진단에서 혈관의 폐색 또는 협착(≥50%)**이 확인되거나 혈전 형성, 경색 또는 색전, 장기臟器 허혈의 객관적 증거가 확인됨

II. 부기준

① 고정성 동통 또는 자통, 교통의 출현. 또는 동통이 야간에 가중되는 경향 ② 사지의 피부 감각 저하 또는 편마비 ③ 생리통 ④ 기부갑착肌膚甲錯(피부가 거칠거나 비후되거나 인설이 생김) ⑤ 광증狂症 또는 건망증 ⑥ 삽맥澁脈 또는 맥동 결손 ⑦ 장기의 종대, 신생물, 염증성 또는 비염증성의 종괴, 조직증식 ⑧ 영상진단 등에서 혈관 협착(<50%)이 확인됨 ⑨ 혈류역학 지표 이상, 혈액 응고 이상, 피브리노겐 용해 활성 이상, 말초 미세순환 이상 등 혈액 순환의 장애를 보이는 지표 ⑩ 최근 1개월 내에 외상, 수술 또는 인공유산이 었음

주석: 주기준 1항 또는 부기준 2항을 만족하면 혈어증으로 진단 가능하다. 주기준의 각 항을 2점, 부기준의 각 항을 1점으로 환산하여 계량적 진단 기준을 설정할 수도 있다. * 설하舌下, 결막, 안저眼底, 복벽腹壁, 하지, 위장관 등. ** 중재시술 또는 외과수술 후 해당 조건을 만족하지 못한 경우는 제외함.

국내의 한국한의학연구원에서도 다년간의 연구를 통해 혈어증 진단 기준을 발표한 바 있다. 최근(2019년) 수정된 기준은 다음과 같다.

한국한의학연구원 「어혈 진단 설문지 II」 수정판(2019)의 설문 항목

통증	통증의 부위		협심증 없이 흉통胸痛이 있다
			협통脇痛이 있다
			소복통少腹痛이 있다
		거안拒按 반응 수반	계륵부季肋部 압통 및 저항이 있다
			배꼽 주위 압통 및 저항이 있다
			회맹부 압통 및 저항이 있다
			S상결장 압통 및 저항이 있다
	통증의 양상		자통刺痛이 있다
			야간통夜間痛이 있다
			구비통久痺痛이 있다
기타 증상			현훈이 있다
			피부가 건조하고 거칠다
			입과 혀가 비뚤어지는 듯한 증상(안면마비증상)이 있다
			치질이 있다
선행 사안			발목, 손목, 허리 등을 삐끗하여 통증이 있다
			최근 넘어지거나 교통사고 등 심하게 부딪힌 일로 증상(멍, 통증 등)이 있다
색진 소견 및 출혈 경향		일반	면색面色이 검은 편이다
			눈 주위가 어두운 편이다
			입술이 검붉다
			피부 표면 모세혈관의 확장(세락細絡)이 있다
			피부에 반상출혈斑狀出血이 있다
			평소에 멍이 잘 든다
			수장홍반手掌紅斑이 있다
			대변색이 검다
		혀와 구강	혀가 검붉다
			설체舌體에 반상출혈斑狀出血(설체어반舌體瘀斑)이 있다
			설하정맥류舌下靜脈瘤가 있다
			구개천장점막의 정맥노창靜脈怒脹이 있다
			잇몸이 검붉다
맥진 소견			삽맥澁脈이 있다

이 표에서 각 항목은 5점 척도(아니다/조금 그렇다/그렇다/심하다/매우 심하다)에 따라 1~5점의 점수를 부여하여 응답자의 점수를 수합한다. 위 30개 항목에서 이를 합산한 점수가 49점이 넘을 경우 혈어증으로 진단한다.

3. 혈열증血熱證

ICD-11 코드	SE02	KCD-7 코드	U61.5

혈열증은 화열火熱이 혈분血分으로 침습하여 나타나는 증으로, 혈분의 열증熱證을 의미한다.

혈열증은 몸이 덥고[身熱] 갈증이 생기고[口渴] 얼굴이 붉어지며[面赤] 가슴이 답답하고[心煩] 잠을 잘 못자게 되며[失眠] 심하면 미쳐 날뛰고[狂亂] 정신이 혼미해지며[神昏] 헛소리를 하고[譫語] 각종 출혈(육혈衄血, 객혈喀血, 토혈吐血, 뇨혈尿血)의 증상을 동반하게 된다. 혈열증에서 설질은 심홍深紅하고 맥은 삭질數疾한 특징이 나타난다.

장부의 화열이 혈분으로 들어가게 되면 혈행이 가속되고 맥관이 확장되므로 얼굴과 눈이 붉고 설질은 짙은 홍색을 나타내며 맥이 빨라진다. 혈분의 열이 끓어 넘쳐 맥 밖으로 나오게 되면 각종 출혈이 나타나게 된다. 혈열血熱이 심신心神을 어지럽히게 되면 심번心煩, 실면失眠, 광란狂亂, 섬어譫語 등의 증상이 나타나게 된다.

혈열의 형성원인으로는 열사熱邪가 직접 침입하거나 사기邪氣가 열로 변화하여 혈분으로 침습하거나 정지情志의 지나친 자극으로 기울화화氣鬱化火하거나 맵고 뜨거운 음식을 즐겨 화열이 안에서 생겨 혈분으로 침입하게 되는 것 등이 있다.

혈열증은 출혈과 열증의 증상이 특징적 증상이며 두 부류의 증상이 함께 확인될 경우 혈열증으로 진단 가능하다.

이 증의 치법으로 청열양혈淸熱凉血의 방법을 적용하며 대표적인 처방으로 서각지황탕犀角地黃湯이 있다.

4. 혈한증血寒證

ICD-11 코드	SE03	KCD-7 코드	U61.4

혈한증은 한사寒邪가 혈맥으로 침입하거나 음한陰寒이 맥락을 응체凝滯시켜 발생하게 된다.

혈한증의 동통은 주로 수족이 나타나고, 피부가 차며 자암색紫暗色을 띠게 된다. 혹은 아랫배가 아프기도 한다. 또한 따뜻하면 통증이 감소하고 추우면 통증이 심해진다. 여성의 경우 월경주기가 길어지고, 덩어리가 섞인 자암색 월경혈이 나타난다. 설은 담백淡白하고 맥은 침지삽沈遲澁하다.

혈맥이 한사에 침습되면 맥관이 수축되어 혈의 운행이 순조롭지 못하게 되어 국소가 차고 통증이 나타나게 된다. 따뜻하게 하면 혈이 순행하게 되므로 통증이 줄어들고, 찬 것을 만나면 응결되므로 통증이 심해지게 되는 것이다. 월경기 또는 해산기에 혈맥에 한사가 침입하면 자궁을 차게 하여 어혈이 생기므로 아랫배가 아프고 월경이 자암색을 띠며 핏덩이가 섞이게 된다.

혈한증은 국소에 냉통冷痛이 있고, 피부색이 자암紫暗하고 외한畏寒하는 것이 특징이다.

이 증의 치법으로는 온양산한溫陽散寒 또는 온경통맥溫經通脈의 방법을 적용한다. 이중탕理中湯, 난간전暖肝煎, 온경탕溫經湯 등의 처방을 사용할 수 있다.

5. 혈조증血燥證

ICD-11 코드	SE04	KCD-7 코드	U61.3

혈조증은 진액의 부족이나 내부에서 발생한 열로 인해 발생하게 된다.

혈조증은 입이 마르고[口乾] 인후통咽喉痛이 있으며 피부와 모발의 건조해지고 비출혈鼻出血, 변비 등이 나타나는 것이 특징적인 임상 표현이다. 설질은 건조하고 윤기가 없다.

양혈윤조養血潤燥의 치법을 적용한다. 당귀음자當歸飮子, 양혈윤부음養血潤膚飮 등의 처방을 사용할 수 있다.

2-3 진액증津液證

진액은 전통적으로 혈血을 제외한 정상 체액을 의미하는 용어로서 사용되었으며 진액의 허증 병태로는 진액휴허증津液虧虛證(진액부족증津液不足證)이, 진액의 실증 병태로는 수분 자체의 과잉 또는 정체에 의한 병태, 즉 수독증水毒證(수체증水滯證)과 진액이 변성되어 조성된 병리적 산물인 담음痰飮에 의한 각종 병태가 존재한다.

1. 진액휴허증津液虧虛證

ICD-11 코드	SE10	KCD-7 코드	U63.0

진액휴허증은 진액의 생성이 줄어들거나 진액이 고갈되어 나타나는 증으로서 진액부족증津液不足證, 진액휴손증津液虧損證이라고도 한다.

진액휴허증 환자는 구강과 인후부가 건조하고[口燥, 咽乾] 입술이 트며[口脣焦裂] 물을 마시려 한다[口渴欲飮]. 장이 건조하여 배변이 원활하지 않거나 대변이 굳고 소변의 양이 줄어든다. 혀는 붉고 건조하며 맥은 세삭무력細數無力하다.

이 증은 음허증陰虛證과 증후를 공유하지만 음허증에서는 홍설, 삭맥 외에도 다양한 열상熱象이 나타나는 반면 진액휴허증은 건조 표현(즉 조상燥象)이 증후의 주종을 이룬다. 또한 이 증은 뒤에 설명할 조음증燥淫證과도 유사하지만 이 증은 허증으로서, 가늘고 무력한 맥이 나타나는 것이 특징이다. 조음증은 내조內燥와 외조外燥를 포함하는데 외조증에서는 폐계 증상(비강 건조, 건해乾咳)이 나타나 진액휴허증과 구분되며 외조증은 발생에 계절성이 있는 반면 진액휴허증은 그렇지 않다는 것도 차이점이다.

이 증의 치법으로는 생진生津, 증액增液의 방법을 사용한다. 치료 처방으로는 증액탕增液湯, 사삼맥문동탕沙參麥門冬湯 등이 있다.

2. 수독증水毒證

ICD-11 코드	SE11	KCD-7 코드	없음

수독증은 전신 또는 국소의 수분 과잉 또는 정체停滯에 의해 나타나는 증으로서 수체증水滯證이라고도 한다.

몸이 부으며[浮腫] 두통, 현훈이 나타나고 구토를 하거나 묽은 변을 보게[便溏] 된다. 물을 마시려 하나[口渴] 물을 넘기지 못하며[水入則吐] 자한自汗이 나타나기도 한다.

수독증은 일본 한방의학의 독특한 증으로서 요시마스 난가이(吉益南涯, 1750–1813)에 의해 개념이 제시되었고 유모토 큐신(湯本求眞, 1876–1941)에 의해 지금의 개념으로 정립되었다. 이후 테라사와 가츠토시(寺澤捷年, 1944–)에 의해 진단 기준이 제정되었다. 이 증은 『상한론』의 오령산증五苓散證을 위시한 각종 수기水氣 증후로 구성되며 중의학의 담痰, 음飮, 습濕의 증상을 구성 증후로서 포괄하고 있다. 습음증濕淫證(ICD–11 코드 SE82)과 달리 두통, 현훈, 구토와 같은 담음의 증상이 나타날 수 있다. 대체로 실증實證이다.

3. 조담증燥痰證

ICD-11 코드	SE12	KCD-7 코드	U70.2

조담증은 화열조사火熱燥邪의 축적 혹은 폐의 담탁痰濁으로 인해 발생하는 증이다.

뱉어내기 힘든 끈끈한 성질의 가래 약간과 객혈喀血, 흉통胸痛 또는 흉민胸悶, 구강과 비강의 건조[口鼻乾燥]가 나타난다. 갈증이 있고 피부가 건조하며 소변의 양이 적고 대변이 건조하다. 혀도 건조하며 맥은 세삽細澁하거나 세삭細數하다.

이 증의 치법으로 윤조화담潤燥化痰의 방법을 적용하며 치료 처방의 예로 패모과루산貝母瓜蔞散이 있다.

한국표준질병사인분류 7판(KCD-7)에서는 조담증과 함께 풍담증, 한담증, 열담증을 모두 장부병증의 하나로, 즉 폐의 증으로 분류하였다. 단 습담증(아래)은 비脾의 증으로 분류하였다.

4. 습담증濕痰證

ICD-11 코드	SE13	KCD-7 코드	U68.5

습담증은 폐 또는 비위에 습담濕痰이 쌓여 나타나는 증이다.

다량의 백색 가래를 동반한 해수咳嗽와 신중身重, 기와嗜臥, 흉민胸悶, 식소食少, 오심惡心, 구토嘔吐, 현훈眩暈, 구점口粘의 증상이 나타나며 반대설胖大舌, 활니태滑膩苔와 유맥濡脈 또는 완맥緩脈·활맥滑脈이 출현한다.

이 증의 치법으로 조습화담燥濕化痰의 방법을 적용하며 이진탕二陳湯이 대표적인 처방이다.

5. 풍담증風痰證

ICD-11 코드	SE15	KCD-7 코드	U7.01

풍담증은 내풍內風과 담탁痰濁에 의해 발생한다.

가래, 흉부의 창만감脹滿感, 현훈眩暈, 두목창통頭目脹痛, 인후부의 막힌 듯한 느낌[阻塞感], 사지의 마목痲木이 있고 이태膩苔, 현활맥弦滑脈이 보인다. 의식소실, 실어, 근육경련, 구안와사, 반신불수가 나타날 수도 있다.

이 증의 치법으로 거풍화담祛風化痰의 방법을 사용하며 적용 가능한 처방으로서 반하백출천마탕半夏白朮天麻湯, 견정산牽正散, 척담탕滌痰湯 등이 있다.

附1: 한담증寒痰證

ICD-11 코드	없음	KCD-7 코드	U70.3

한담증은 체내의 양허陽虛나 외부로부터 침입한 한사寒邪에 의해 발생한 담痰으로 야기된 증이다. 비脾나 신腎의 양허로, 또는 풍한風寒이 폐에 침범하여 담이 형성됨으로써 발생한다.

기침, 호흡곤란[喘促]과 함께 희고 묽은 가래가 보이고 형한形寒, 지랭肢冷, 심흉만민心胸滿悶, 구담불갈口淡不渴, 변당便溏의 증상이 나타난다. 혀는 담백淡白하고, 설태는 백윤白潤하며 맥은 침활沈滑하다.

온화한담溫化寒膽의 치법을 적용하며 영감오미강신탕苓甘五味薑辛湯, 사간마황탕射干麻黃湯 등을 사용할 수 있다.

附2: 열담증熱痰證

ICD-11 코드	없음	KCD-7 코드	U70.4

열담증은 열사熱邪가 진액을 고갈시켜 발생한 증이다. 병위病位는 대개 폐肺와 심心이다.

기침, 호흡곤란[喘促]과 함께 누렇고 끈기 있는 가래 또는 뱉기 어려운 가래가 보이며 목안에 가래 소리가 나기도 한다. 구조口燥, 인건咽乾, 소변단적小便短赤, 대변건결大便乾結의 증상이 동반되며 심중번열心中煩熱, 흉민胸悶, 흉통胸痛이 나타나기도 한다. 설질은 홍紅, 설태는 황니黃膩하며 맥은 활삭滑數하다.

청열화담清熱化痰의 치법을 적용하며 사용 가능한 처방의 예로 청기화담환清氣化痰丸이 있다.

附3: 담화요심증痰火擾心證

ICD-11 코드	SE14	KCD-7 코드	U67.2

담화요심증은 담화痰火가 심신心神을 요란擾亂하여 나타나는 증이다.

쉽게 화를 내고 조동躁動, 불면不眠의 증상을 보이며 설질이 붉되 특히 설첨부가 더욱 붉

진단편

고[舌尖紅], 설태는 황후니黃厚膩하며 맥은 활삭滑數하다. 전형적으로는 광란무지狂亂無知, 매리난어罵詈亂語, 유원상옥逾垣上屋, 훼물상인毁物傷人, 불식不食 등의 신지神志 이상을 보인다.

청심사화淸心瀉火, 척담성신滌痰醒神의 치법을 적용하며 생철락음生鐵落飮을 가감하여 사용할 수 있다.

담화요심증은 열담증의 세부 분형으로서 신지착란을 동반하는 심心의 증으로 생각할 수 있다. 다수의 변증학 교재에서 담화요심증은 장부병증의 하나, 즉 심의 증 가운데 하나로 소개하고 있으나 국제표준질병사인분류 11판(ICD-11)은 이를 진액증의 하나로 수록하였다.

2-4 정증精證

정은 성장과 발육을 촉진하고 젊음을 유지하며 생식 기능을 수행하는 요소로서 정이 부족할 경우 정휴증精虧證이 나타난다. 정의 실증 병태, 즉 정이 과도해서 나타나는 병태는 존재하지 않는다.

1. 정휴증精虧證

ICD-11 코드	SE20	KCD-7 코드	U71.4

정휴증은 정精의 결핍으로 인해 발생하는 증이다.

수척瘦瘠, 현훈眩暈, 이명耳鳴, 이롱耳聾, 발육 지체, 정신 지체와 정액량 감소, 양위陽痿, 조루早漏, 불임不姙, 월경 주기 연장이나 대하의 감소를 특징으로 한다. 신정휴허증(신정부족증)과 같다.

3 병사변증病邪辨證

3-1 풍음증風淫證

ICD-11 코드	SE80	KCD-7 코드	없음

풍음증은 외부의 풍사風邪 또는 체내의 간기 상역肝氣上逆·간풍肝風으로 인하여 발생한다.

발열, 오풍惡風, 유주통遊走痛, 강경설强硬舌, 현훈眩暈, 목혼目昏, 소양감, 사지의 마목痲木·진전震顫·경련[痙], 구안와사 또는 반신마비를 특징으로 한다.

3-2 한음증寒淫證

ICD-11 코드	SE81	KCD-7 코드	없음

한음증은 외부의 한사寒邪나 체내의 양기 부족 및 음한陰寒 과잉으로 인하여 발생한다.

오한惡寒 또는 추위를 타는 경향, 열에 의해 완화되는 통증, 갈증의 부재, 맑은 가래와 콧물, 소변 양의 증가, 맑은 소변, 묽은 변, 안색 창백, 백태白苔를 동반한 담백설淡白舌, 긴맥緊脈 또는 지맥遲脈이 보인다.

3-3 습음증濕淫證

ICD-11 코드	SE82	KCD-7 코드	없음

습음증은 외부의 습사濕邪가 침범하거나 비양허脾陽虛·신양허腎陽虛로 수액 대사가 저하되어 체내에 습사濕邪가 생성되어 발생하는 증이다.

피로, 사지의 무거움, 두중감頭重感, 식욕저하, 복만腹滿, 무른 변, 활태滑苔, 유맥濡脈·완맥緩脈이 나타난다.

3-4 조음증燥淫證

ICD-11 코드	SE83	KCD-7 코드	없음

조음증은 외부의 조사燥邪 또는 체내 진액 부족으로 발생하는 증이다.

마른 피부, 소양감, 코와 입의 건조감, 마른 기침, 안구 건조 또는 변비가 나타난다.

외부의 조사에 의해 발생하는 조음증은 한열의 성질에 따라 다시 양조凉燥와 온조溫燥의 두 유형으로 나뉜다. 양조에 속하는 조음증은 인후부의 소양감[咽痒]과 코막힘[鼻塞]을 동반한 기침과 함께 약간의 두통, 오한이 있으며 땀은 없다. 설태는 박백薄白하며 건조하고 부맥이 나타난다. 온조에 속하는 조음증은 흉통을 동반한 기침과 함께 발열과 갈증[口渴]이 분명하며 땀이 있다. 혀에 황태가 보이고 건조하다. 부맥에 삭맥數脈이 겸해진다.

3-5 화열음증火熱淫證

ICD-11 코드	SE84	KCD-7 코드	없음

화열음증은 외래지화外來之火 혹은 내생지화內生之火에서 발생한 화사火邪가 인체에 손상을 일으킨 증이다.

화열음증은 얼굴의 붉어짐과 눈의 충혈[面紅目赤], 입과 혀가 마름[口乾舌燥], 입과 혀가 허는 증상[口舌生瘡], 치통, 목이 부음[喉腫], 이명耳鳴, 청력감퇴[耳聾], 헛소리와 망언[譫語妄言], 답답하고 불안해 함[煩燥不安], 높은 곳에 올라가 노래를 부르고[登高而歌], 옷을 벗고 달리는 행위를 함[棄衣而走], 몸에 열이 크게 나고[身大熱], 땀이 다량으로 흐름[大汗出], 목마름이 심함[口大渴], 변비, 소변색이 누렇고 붉어짐[小便黃赤], 몸에 열이 나고 팔다리가 펴졌다 오그라드는 증상이 반복됨[身熱抽搐], 눈동자가 위를 향함[目睛上視], 코피[衄血], 기침할 때 나오는 피[喀血], 피를 토함[吐血], 혈뇨血尿, 대변에서 나오는 피[便血], 기침과 헐떡임에 동반된 적은 양의 가래[咳喘痰少], 누렇고 끈적한 가래[痰黃粘稠], 가슴과 옆구리의 타는 듯한 통증[胸脇灼痛], 피부의 반진斑疹 및 창양瘡瘍발생, 조열潮熱(매일 반복하여 일정 시간–주로 오후, 야간–에 열이 나타나는 증상), 잠잘 때 나는 식은땀[盜汗], 양손발바닥과 가슴에 나타나는 열감[五心煩熱], 설홍강舌紅絳, 맥홍삭유력脈洪數有力 혹은 설첨홍舌尖紅, 맥세삭무력脈細數無力과 같은 증상과 소견으로 표현된다.

화火는 허화虛火와 실화實火에 관계없이 염상炎上하는 특성을 가지고 있어 얼굴의 붉어짐과 눈의 충혈, 입안과 혀가 마름, 입과 혀가 허는 증상, 치통, 목이 부음, 이명, 이롱 등과 같은 상규上竅의 병변을 일으킨다. 또한 화사에 의해 신지神志가 불안해지면 헛소리와 망언妄言을 하고, 심하면 높은 곳에 올라가 노래를 부르고, 옷을 벗고 달리는 등의 행위를 하게 된다. 그리고 화열이 기육肌肉사이에 성盛해져서 몸에 열이 크게 나고, 진액의 손상으로 목마름이 심해짐, 변비와 소변이 누렇고 붉어짐이 나타나며, 기부肌膚를 손상시켜 피부에 반진斑疹 및 창양瘡瘍을 일으키고, 열극생풍熱極生風하여 몸에 열과 경련 및 눈동자가 위를 쳐다보는 등의 증상이 나타난다. 화열이 심해지면 혈열망행血熱妄行하여 각종 출혈현상이 나타나고, 폐가 화열의 핍박을 받으면 선발숙강宣發肅降기능이 상실되어 기침과 헐떡거림이 나타나고 폐의 진액을 메마르게 하여 가래는 양이 적거나 누렇고 끈적한 양상을 보이게 되며 폐가 있는 흉협 부위가 타는 듯이 아프게 된다. 음허로 인한 허열이 내증內蒸하면 잠잘 때 나는 식은땀[盜汗]과 양손발바닥 및 가슴의 열감[五心煩熱]이 나타난다. 설홍강舌紅絳, 맥홍삭유력脈洪數有力은 실화實火에 해당하고 설첨홍舌尖紅, 맥세삭무력脈細數無力은 허화虛火에 해당한다.

화열火熱의 특징을 나타내는 상기 증상들이 확인될 경우 이 증으로 진단 할 수 있다.

이 증의 치법으로는, 실증일 경우 청열사화清熱瀉火시키고, 허증일 경우 자음청열滋陰清熱을 기본적으로 사용하되 증상에 따라 그에 맞는 처방을 선택해야 한다. 화열이 상염上炎하여 눈의 충혈, 목이 부음, 치통 등의 증상이 나타나는 경우에는 황련상청환黃連上清丸을 사용하고, 허화虛火가 상염上炎하여 입과 혀가 허는 경우에는 지백지황환知柏地黃丸이나 천왕보심단天王補心丹을 사용하며, 열이 양명陽明에 있어 심한 조급증과 헛소리, 열과 땀이 나고, 갈증이 심한 경우 백호탕白虎湯을 사용한다. 또한 대변이 딱딱하고 소변색이 누렇고 붉으면 대승기탕大承氣湯을 사용하고, 열성동풍熱盛動風으로 경련현상이 나타나면 자설단紫雪丹이나 지보단至寶丹을 사용한다. 열성동혈熱盛動血로 혈락血絡이 파괴되어 각종 출혈현상이 나타나는 경우에는 청열양혈清熱凉血의 효과가 있는 서각지황탕犀角地黃湯, 소계음小薊飮, 사생환四生丸 등을 사용하고 음허폐열陰虛肺熱하여 기침이 나고 소량의 점조한 가래를 뱉어내는 경우에는 자음윤폐탕滋陰潤肺湯이나 양음청폐탕養陰清肺湯을 사용한다.

附: 화독증火毒證

ICD-11 코드	없음	KCD-7 코드	U50.7

열독증熱毒證, 화독치성증火毒熾盛證, 열독치성증熱毒熾盛證이라고도 한다.

발열, 구갈口渴, 번조煩躁, 강설絳舌, 황태黃苔, 삭맥數脈과 같은 일반적인 열증의 증상이 나타

진단편

나되 증상의 정도가 심하고 이와 함께 피부의 반斑, 진疹, 옹癰, 저疽 및 궤양이나 육혈衄血, 토혈吐血 등 출혈 증상이 나타나는 증이다.

청열해독淸熱解毒의 치법을 적용한다.

3-6 서열음증暑熱淫證

ICD-11 코드	SE85	KCD-7 코드	U50.8 (중서, 서열상기증)

서열음증은 여름철 서열사暑熱邪가 인체에 침입하여 발생하는 증이다.

서열음증은 장열壯熱, 가슴이 타는 듯하고 답답함[心煩胸悶], 갈증[口渴], 저절로 나는 땀[自汗], 가슴 두근거림[心悸], 호흡이 얕고 숨이 참[氣短], 오심구토惡心嘔吐, 피곤함[身倦], 머리가 무겁고 어지러움[頭重眩暈], 심한 경우 졸도하고 인사불성 상태가 됨[甚則突然昏倒 人事不省], 소변이 적게 나오고 대변은 무르게 나오거나 설사[尿少便溏或泄瀉], 설홍舌紅, 맥허삭脈虛數과 같은 증상과 소견으로 표현된다.

여름철에 서사暑邪에 감感하면 염서炎暑로 인한 서열暑熱증상이 나타나고, 습기濕氣를 동반하는 경우가 많아 서습暑濕으로 인한 증상을 겸하는 경우가 많다. 서사暑邪가 기표肌表를 손상시켜 위양지기衛陽之氣가 통창通暢되지 못하여 장열壯熱이 발생하고 서열에 의하여 진액津液과 신명神明이 손상되어 갈증과 가슴 답답함이 나타나며 서열로 인해 주리腠理가 열리면서 저절로 나는 땀이 나타난다. 서열暑熱이 기氣를 손상시키면 호흡이 얕고 숨이 차는 증상과 가슴두근거림이 발생하고, 습濕을 동반한 서사暑邪가 조체阻滯함으로 인해 양기陽氣가 상승하지 못하여 가슴 답답함과 피곤함이 발생하고, 증상이 진행되면 머리가 무겁고 어지러운 증상이 생기면서 심한 경우 갑자기 졸도하게 된다. 또한 서습暑濕으로 인해 위기胃氣가 하강하지 못하여 오심구토가 나타나고, 비脾의 운화기능이 떨어지면서 수습불리水濕不利하여 소변이 적게 나오고 대변이 무르게 나오거나 설사가 나타난다.

여름철 서열사暑熱邪의 침입으로 인한 특징을 나타내는 증상들이 확인될 경우 이 증으로 진단할 수 있다.

이 증의 치법으로는 청서익기법淸暑益氣法을 기본적으로 사용하되 증상에 따라 그에 맞는 처방을 선택해야 한다. 대표적인 처방으로 서사暑邪에 의해 기가 손상된 경우에는 청서익기淸暑益氣湯을 사용하고, 폐락肺絡이 손상되어 기침, 신열身熱이 나타나는 경우에는 청락음淸絡飮, 한사寒邪를 겸해 있는 경우에는 향유음香薷飮, 습사濕邪가 겸해 있는 경우에는 육일산六一散을 사용할 수 있다.

3-7 역려증疫癘證

ICD-11 코드	SE86	KCD-7 코드	없음

역려는 전염성이 강한 병인에 의해 출현하는 외감병의 증이다.

초기에는 오한과 발열이 모두 중한 상태를 보이며 이어 고열, 오열惡熱, 두통, 신통身痛, 면적面赤, 구갈인음口渴引飮, 한출汗出, 번조煩躁의 증상이 나타난다. 더 진행되면 의식저하(신혼神昏, 섬어譫語), 근육 경련(사지추휵四肢抽搐), 각종 발진, 농혈膿血이 섞인 설사 등이 나타난다. 초기 단계를 지나면 혀는 홍강紅絳, 설태는 건조한 후태厚苔 또는 밀가루를 두텁게 뿌려 놓은 듯한 설태, 즉 적분태積粉苔가 보인다. 맥은 삭數하고 유력有力하다.

역려증은 온병溫病에서 나타나는 다양한 병태를 포괄한다. 난후사爛喉痧(성홍열), 역후疫喉(디프테리아), 역해疫咳(백일해), 역독리疫毒痢, 대두온大頭瘟 등에서 모두 역려증의 증후가 보인다.

4 장부변증臟腑辨證

위에서 설명한 팔강변증, 기혈진액변증, 병사변증은 질병의 성질, 즉 병성病性을 규정하는 변증 방법으로서 의의를 갖지만 병의 위치, 즉 병위病位에 대해서는 표리表裏를 제외하고는 알려주는 바가 없다. 장부변증은 증례의 병성과 병위를 모두 규정하는 보다 구체적이고 종합적인 변증 방법라 할 수 있다. 장부변증에서는 위에서 언급한 팔강八綱, 기혈진액氣血津液, 병사病邪를 병성 요소로, 장臟과 부腑를 병위 요소로 활용하여 질병의 병성과 병위를 규정한다.

4-1 간계병증肝系病證

1. 간음허증肝陰虛證

종래에 다수의 문헌에서 간의 허증으로서 간의 혈허증과 음허증만을 소개하고 간의 기허증과 양허증을 인정하지 않았으나 국제표준질병사인분류 11판에서는 간기허증과 간양허증을 간의 병증으로 수록하였다.

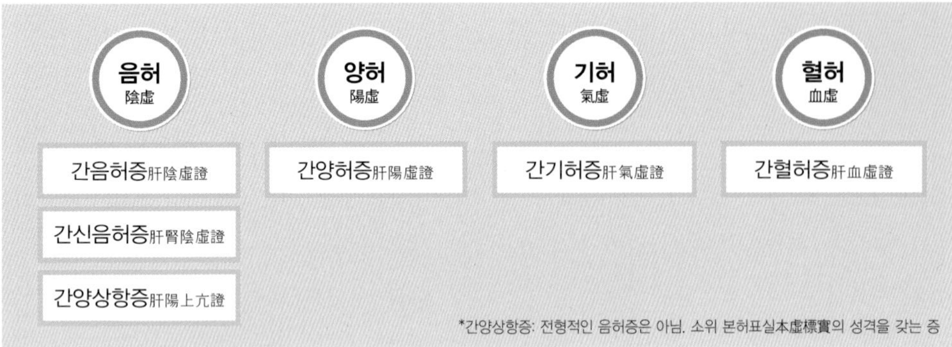

간계 병증/간의 허증

1.1 간음허증肝陰虛證

ICD-11 코드	SF50	KCD-7 코드	U64.1

간음허증은 간肝의 유양濡養 작용이 실조되어 음이 양을 제어하지 못함으로써 허열虛熱이 내생內生한 증이다. 정지불수情志不遂로 기울氣鬱이 발생, 이것이 화화化火하여 간음肝陰을 모상耗傷하거나 열병의 후기에 음액陰液이 작상灼傷되어 발생하며 때로는 신음부족腎陰不足으로 수불함목水不涵木함으로써 간음肝陰이 고갈되어 나타난다.

두훈頭暈, 안화眼花, 양목건삽兩目乾澁, 시력 감퇴가 나타나며 협늑脇肋이 은은隱隱하게 작통灼痛하고, 수족연동手足蠕動이 나타난다. 면부面部가 홍열烘熱하거나 양측 광대뼈 부위에 홍조가 나타나고[兩顴潮紅] 구인건조口咽乾燥, 오심번열五心煩熱, 조열潮熱, 도한盜汗이 나타난다.

혀는 홍설紅舌에 소태少苔, 소진少津, 맥은 현세삭弦細數하다.

이 증의 치법으로 청간자음淸肝滋陰의 치법을 적용하며 대표적인 처방으로 자수청간음滋水淸肝飮, 일관전一貫煎이 있다.

1.2 간신음허증肝腎陰虛證

ICD-11 코드	SF5H	KCD-7 코드	U78.4

간신음허증은 간肝과 신腎 두 장의 음액陰液이 부족해져 허열虛熱이 나타난 증이다. 오래된 병으로 인체의 균형이 실조失調됨으로써 음액陰液이 휴허虧虛하여 발생하거나 정지情志

의 자극으로 화火가 발생하여 음陰을 손상하여 발생하며 방사부절房事不節로 신음腎陰을 소모하여 발생기도 하고 온열병溫熱病이 오래되어 진액津液이 고갈됨으로써 이 증이 유발되기도 한다.

현훈頭暈, 목현目眩, 이명耳鳴, 건망健忘, 협통脇痛, 요슬산연腰膝酸軟, 구조口燥, 인건咽乾, 실면失眠, 다몽多夢의 증상이 나타난다. 저열低熱 또는 오심번열五心煩熱과 함께 권홍顴紅의 소견이 보이며 남자의 경우 유정遺精, 여자의 경우 월경량소月經量少의 증상이 나타난다.

혀는 홍설紅舌에 소태少苔, 맥은 세삭細數하다.

이 증의 치법으로 자보간신滋補肝腎의 치법을 적용하며 대표적인 처방으로 기국지황환杞菊地黃丸이 있다.

1.3 간양상항증肝陽上亢證

ICD-11 코드	SF52	KCD-7 코드	U65.0

간양상항증은 간음肝陰에 비해 상대적으로 간양肝陽이 항진된 증이다. 본래 몸의 양이 성하거나 자주 화를 냄으로써 간양肝陽이 편왕偏旺하여 발생하거나 장기간의 노심초사勞心焦思로 인해서 기의 울결이 화로 발전되어[氣鬱化火] 음액陰液은 고갈되고 양기가 편항偏亢된 이 증이 발현된다. 또한 평소에 신음腎陰이 휴허虧虛하거나 방노태과房勞太過·고령으로 인해 음휴陰虧하여 수기가 목기를 적셔주지 못함으로써[水不涵木] 음이 양을 제어하지 못하게 되어[陰不制陽] 간양肝陽이 편항偏亢되어 발현된다. 간양상항증은 음허를 바탕으로 하고 있으나 실증의 화열 증후가 발현되는 증으로서 이른바 본허표실本虛標實의 증이라 할 수 있다.

현훈眩暈, 이명耳鳴, 두목창통頭目脹痛, 면홍面紅, 목적目赤, 성급이노性急易怒, 실면失眠, 다몽多夢, 두중각경頭重脚輕(머리가 무겁고 다리에 힘이 없음. 자세 유지의 어려움을 지칭), 요슬산연腰膝酸軟이 나타난다.

혀는 홍설紅舌에 설면이 건조[少津]하고 맥은 현弦 또는 현세삭弦細數하다.

이 증의 치법으로 평간잠양平肝潛陽의 치법을 적용하며 대표적인 처방으로 천마구등음天麻鉤藤飮이 있다.

1.4 간혈허증肝血虛證

ICD-11 코드	SF54	KCD-7 코드	U64.0

간혈허증은 간혈肝血이 부족하여 근筋·맥脈과 관규官竅를 자양하는 작용이 저하된 증이다.

현훈眩暈, 시물혼화視物昏花, 야맹[雀目], 지체마목肢體麻木, 근맥구련筋脈拘攣, 협륵은통脇肋隱痛, 근척육순筋惕肉瞤, 조갑고취爪甲枯脆, 이명耳鳴이 나타난다. 여성의 경우 월경의 양이 적고 색은 연한[月經量少色淡] 증상이 나타난다.

입술과 손발톱이 희고[口唇指甲淡白] 면색도 희며[面色淡白] 핏기가 없다[少華]. 혀도 담백설淡白舌이고 맥은 세맥細脈이다.

이 증의 치법으로 보혈양간補血養肝하는 치법을 적용하며 대표적인 처방으로 보간탕補肝湯, 사물탕四物湯이 있다.

1.5 간기허증肝氣虛證

ICD-11 코드	SF53	KCD-7 코드	U64.3

간기허증은 간기肝氣의 부족으로 기의 조달條達, 통창通暢이 원활하지 못함을 나타내는 각종 표현이 출현하는 증이다. 칠정내상七情內傷으로 인해서 간기가 손상되거나, 오래된 병으로 몸이 허약해져서 다른 장부의 병변이 간에 전해져서 발생한다. 또는 피로의 누적이나 약물의 잘못된 사용으로 간기가 손상되어 나타나기도 한다.

신피神疲, 핍력乏力, 단기短氣, 나언懶言, 정지억울情志抑鬱, 선태식善太息, 번조煩躁, 사유지둔思維遲鈍, 다몽多夢, 선공善恐, 흉협만민胸脇滿悶, 소복추창少腹墜脹이 나타난다. 때로 외한畏寒, 지랭肢冷, 납매納呆, 변당便溏의 증상이 동반된다. 여성에게는 월경부조月經不調, 통경痛經, 폐경閉經 등의 증상이 나타난다.

설체는 반대胖大하고 치흔齒痕이 있다. 맥은 허虛하고 무력하다.

이 증의 치법으로 보허유간補虛柔肝의 치법을 적용하며 대표적인 처방으로 귀작육군자탕歸芍六君子湯이 있다.

1.6 간양허증肝陽虛證

ICD-11 코드	SF51	KCD-7 코드	U64.2

간양허증은 간의 양기가 부족하여 기가 통창通暢되지 못하고 각종 한상寒象이 나타나는 허한증이다. 본래부터 양허陽虛하거나 한사寒邪에 외감外感되거나 차가운 음식을 과식하여 양기가 손상되거나 오래된 병으로 몸이 허약해져 발생한다.

정지억울情志抑鬱, 협륵창민脇肋脹悶 또는 협륵은통脇肋隱痛, 지체구급肢體拘急, 두훈頭暈, 목현目眩, 면색광백面色㿠白, 형한形寒, 지랭肢冷의 증상이 나타난다.

혀는 담백설淡白舌, 설태는 백활白滑하다. 맥은 현弦하고 침지무력沈遲無力하다.

이 증의 치법으로 온보간양溫補肝陽의 치법을 적용하며 대표적인 처방으로 당귀사역탕當歸四逆湯이 있다.

2. 간의 실증

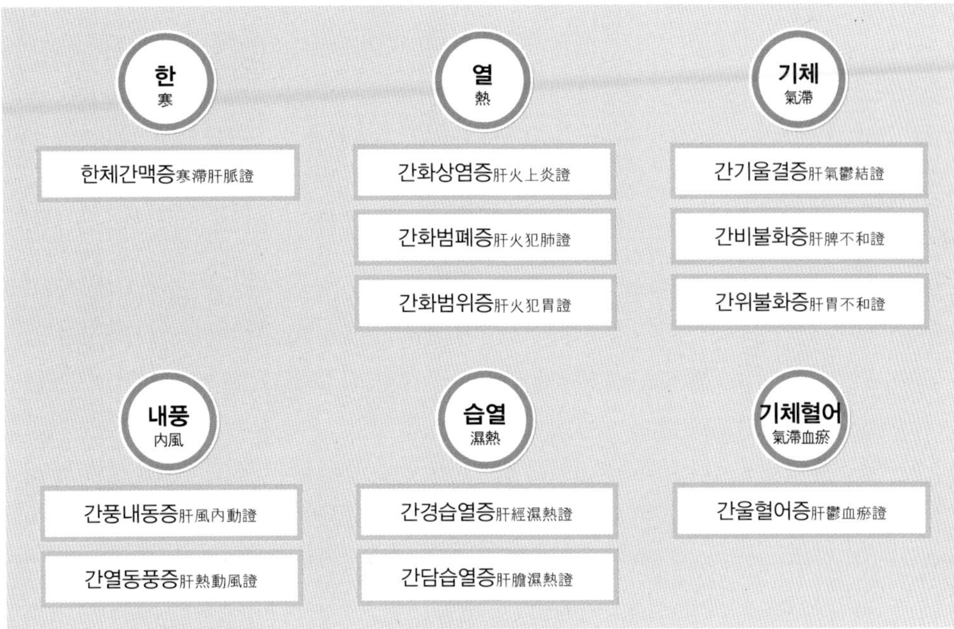

간계 병증/간의 실증

2.1 한체간맥증寒滯肝脈證

ICD-11 코드	SF5C	KCD-7 코드	U65.7

한체간맥증은 외감한사外感寒邪가 간경肝經에 응체하여 발생하는 증이다.

아랫배가 차고 아프며[少腹冷痛] 음부는 처지고 부으면서 아프고[陰部墜脹作痛] 때때로 생식기가 붓거나 당기면서 통증이 있으며[陰器收縮引痛] 머리 정수리가 차고 아픈[巓頂冷痛] 증상이 나타나기도 한다. 환부를 따뜻하게 하면 증상은 줄어들지만[得溫則減] 차게 하면 심해지는 경향이 있다[遇寒痛增]. 외한畏寒, 지냉肢冷의 증상도 보인다.

설체는 담백淡白하고 설태는 백윤白潤하며 맥은 침긴沈緊하거나 현긴弦緊하다.

이 증의 치법으로 난간산한暖肝散寒의 치법을 적용하며 대표적인 처방으로 난간전暖肝煎이 있다.

2.2 간화상염증肝火上炎證

ICD-11 코드	SF58	KCD-7 코드	U65.2

간화상염증은 칠정상七情傷 등으로 인하여 간에 화열火熱이 발생하여 화열이 위로 치솟는 각종 표현이 나타나는 증이다. 맵고 자극적이거나 기름진 음식을 많이 먹거나 흡연, 음주를 지속하여 습열濕熱이 체내에 쌓이면 화火로 변하여 상염上炎함으로써 발생하는 경우가 대부분이다. 평소 간양肝陽이 왕성한 체질에서도 발생할 수 있다. 간양肝陽이 왕성하면 점차 간화로 변하고, 간화肝火가 왕성해지면 경맥을 따라 상역上逆한다.

두훈頭暈, 두창통頭脹痛, 면적面赤, 목적目赤, 이노易怒의 증상이 나타난다. 때때로 옆구리의 작열통[脇肋灼痛], 이명耳鳴, 이롱耳聾, 이통[耳內腫痛], 귓속의 고름[耳朵流膿], 불면不眠, 다몽多夢, 토혈吐血, 육혈衄血, 구고口苦, 인건咽乾, 대변비결大便秘結, 소변단황小便短黃이 나타나기도 한다.

혀는 홍설紅舌, 설태는 황태黃苔, 맥은 현삭맥弦數脈이 나타난다.

이 증의 치법으로 청간설화淸肝泄火의 치법을 적용하며 대표적인 처방으로 용담사간탕龍膽瀉肝湯이 있다.

2.3 간화범폐증肝火犯肺證

ICD-11 코드	SF5M	KCD-7 코드	U78.3

간화범폐증은 우울, 분노가 간肝을 상하여 기氣가 울체되고 화火로 변함으로써 발생하는 증이다. 사열邪熱이 체내에 쌓여 간화肝火가 치성하고 상역上逆하여 폐肺를 범犯하거나, 사열邪熱이 폐肺에 쌓여 기침이 심해져 흉협胸脇을 견인하고 간기肝氣의 승발기능升發機能이 영향을 받아 간기肝氣가 울체되어 화火로 변하여 폐肺를 범犯함으로써 이 증이 발생한다.

흉협작통胸脇灼痛, 급조이노急躁易怒, 두훈頭暈, 두창통頭脹痛, 면적面赤, 목적目赤, 구고口苦, 인건咽乾 증상이 나타나고 발작성 기침[咳嗽陣作]과 함께 진하고 끈적이는 노란 가래[痰黃稠粘]가 보인다. 심한 경우 피가 섞인 기침을 하기도 한다[咳血].

혀는 홍설紅舌, 설태는 박황태薄黃苔, 맥은 현삭맥弦數脈이 나타난다.

이 증의 치법으로 청폐사간淸肺瀉肝의 치법을 적용하며 치료 처방으로 사백산합대합산瀉

白散合黛蛤散을 사용할 수 있다.

2.4 간화범위증肝火犯胃證

ICD-11 코드	SF5M	KCD-7 코드	없음

간화범위증은 간화肝火가 강렬해져 횡역橫逆함으로써 위胃를 범犯하여 위胃의 화강和降 기능이 실조되어 발생하는 증이다.

옆구리와 완복부의 작열통[脇肋胃脘灼熱作痛], 구고口苦, 인건咽乾이 있고 쓴 물을 토한다[嘔吐苦水], 대변은 굳고[便結], 소변은 진하다[尿黃].

혀는 홍설紅舌, 설태는 황태黃苔, 맥은 현삭맥弦數脈이 나타난다.

이 증의 치법으로 청위사간淸胃瀉肝의 치법을 적용하며 대표적인 처방으로 화간전化肝煎이 있다.

2.5 간경습열증肝經濕熱證

ICD-11 코드	SF5B	KCD-7 코드	U78.0

간경습열증은 습열의 사기가 간의 경맥에 정체되어 발생하는 증이다. 맵고 자극적이거나 기름지고 단 음식, 또는 술을 과도하게 섭취하여 간肝과 비脾가 손상되어 발생하거나 습기가 많은 장소에서 오랫동안 거주하여 습열사濕熱邪에 감촉되어 발생한다.

황달, 협륵창통脇肋脹痛, 구고口苦 증상이 나타나며 식욕부진, 식사량 감소가 있고 비린내를 싫어한다[惡聞腥臭]. 나른하고[身困] 힘이 없다[乏力]. 때때로 음부에 진물이 흐르고[陰部潮濕] 가려우며 종창과 동통이 나타난다. 귀의 창통脹痛, 귓속의 고름[流膿水]과 같은 증상이 나타나기도 한다.

습이 열보다 심하면 설태는 백니미황白膩微黃하며 열이 습보다 심하면 설태는 황니黃膩하다. 소변의 양이 줄고 색은 진해진다[小便短赤]. 맥은 유삭맥濡數脈 또는 활삭맥滑數脈이 나타난다.

이 증의 치법으로 청리간경습열淸利肝經濕熱의 치법을 적용하며 대표적인 처방으로 용담사간탕龍膽瀉肝湯이 있다.

2.6 간담습열증肝膽濕熱證

ICD-11 코드	SF5A	KCD-7 코드	U78.0

간담습열증은 습열濕熱이 간담肝膽에 옹체壅滯된 증이다. 습열외사濕熱外邪가 간담肝膽이나 간경肝經을 침범하거나, 기름지고 단 음식, 술을 지나치게 많이 섭취하여 습열濕熱이 발생하거나, 비위脾胃의 수납운화收納運化 기능이 실조되어 습탁濕濁이 체내에 생성, 울체되어 열熱로 변하여 발생한다.

황달[身目發黃], 협륵창통脇肋脹痛이 나타나며 때때로 갈비뼈 밑에 종괴가 촉진되기도 한다[脇下有痞塊]. 납매納呆, 오심[泛惡欲嘔], 복창腹脹이 나타나고 기름진 음식을 싫어한다[厭油膩]. 발열發熱 또는 한열왕래寒熱往來, 구고口苦, 인건咽乾, 대변부조大便不調, 소변단적小便短赤 증상이 동반된다. 때때로 음부소양陰部瘙痒, 음부의 습진濕疹, 성기종통[陰器腫痛], 점도가 높은, 악취를 동반한 황색의 대하[帶下黃稠臭穢]가 나타나기도 한다.

혀는 색이 홍설紅舌, 설태는 황니黃膩하며 맥은 현활삭맥弦滑數脈이 나타난다.

이 증의 치법으로 청리간담淸利肝膽의 치법을 적용하며 대표적인 처방으로 용담사간탕龍膽瀉肝湯, 인진호탕茵陳蒿湯이 있다.

2.7 간풍내동증肝風內動證

기존의 분류체계에서는 간풍내동증에 전형적으로 3개의 증형, 즉 아래에 소개한 간양화풍증肝陽化風證, 열극생풍증熱極生風證, 혈허생풍증血虛生風證이 속하는 것으로 설명하였으나 국제표준질병사인분류 11판에서는 간풍내동증(SF56)과 간열동풍증肝熱動風證(SF59, 열극생풍증)을 병렬적으로 등재하고 혈허생풍증을 소개하지 않았다. 아래에서는 종래의 분류에 따라 간풍내동증의 3개 증형을 소개한다. 이 밖에 내상잡병의 증은 아니나 온병의 증인 음허풍동증陰虛風動證(간허풍동증肝虛風動證) 역시 간풍내동증의 하위 증형으로 볼 수 있다.

① 간양화풍증肝陽化風證

ICD-11 코드	없음	KCD-7 코드	U65.0

간양화풍증은 간양肝陽의 항진으로 인해 풍風이 표表로 발현되어 나타난 동요動搖를 특징으로 하는 증이다. 간양이 평소에 항진되어 음액陰液이 모손耗損되거나 간신음휴肝腎陰虧하여 음陰이 양陽을 억제하지 못해 양항음허陽亢陰虛한 상태가 지속되어 풍風이 발생하

게 된다.

어지러워 넘어지려고 하며[眩暈欲仆], 보행이 불안정하다[步行不穩]. 두창통頭脹痛, 급조이노急躁易怒, 이명耳鳴, 항강項强, 요두搖頭, 지체진전肢體震顫, 수족마목手足麻木 증상이 나타난다. 심하면 갑작스런 의식장애[突然昏仆]에 뒤따라 구안와사口眼喎斜, 반신불수半身不遂, 언어건삽言語謇澁이 나타날 수도 있다.

면색은 붉고 혀는 홍설紅舌이며 때때로 이태膩苔가 보인다. 맥은 현세유력弦細有力하다.

이 증의 치법으로 잠양식풍潛陽熄風의 치법을 적용하며 대표적인 처방으로 진간식풍탕鎭肝熄風湯이 있다.

② 열극생풍증熱極生風證

ICD-11 코드	SF59	KCD-7 코드	U65.0

열극생풍증은 열사熱邪로 인해 신지神志와 근맥筋脈의 이상이 초래된 증이다. 온열외사溫熱外邪에 감촉되어 사열邪熱이 항성, 열熱이 심신心神을 폐색하고 근막筋膜을 번작燔灼하며 진액津液을 모상耗傷함으로써 근맥筋脈이 자양을 받지 못하여 발생한다. 국제표준질병사인분류 11판(ICD-11)에서는 간열동풍증肝熱動風證으로 지칭하였다.

고열, 갈증[口渴], 번조煩躁, 섬어譫語와 같은 증상이 나타나며, 때때로 의식장애[神昏]가 동반되기도 한다. 경항강직頸項强直, 양목상시兩目上視, 수족추휵手足抽搐, 각궁반장角弓反張, 아관긴폐牙關緊閉와 같은 증상이 나타난다.

혀는 홍강紅絳하고 설태는 황조黃燥하며 맥은 현삭弦數하다.

이 증의 치법으로 청열량간식풍淸熱凉肝熄風의 치법을 적용하며 대표적인 처방으로 영양구등음羚羊鉤藤飮이 있다.

③ 혈허생풍증血虛生風證

ICD-11 코드	없음	KCD-7 코드	U61.0

혈허생풍증은 간혈부족肝血不足으로 근맥筋脈이 자양을 받지 못해 발생한 감각장애와 근육 운동 장애를 주증主症으로 하는 증이다. 실혈失血로 혈血의 화원化源이 부족해지거나, 오랜 병으로 간혈肝血이 모손되어 간혈휴허肝血虧虛한 상태가 됨으로써 허풍虛風이 내동內動하여 발생하게 된다.

지체마목肢體麻木, 근맥구급筋脈拘急, 근척육순筋惕肉瞤, 협륵은통脇肋隱痛, 시물혼화視物昏花의 증상이 나타난다. 면색이 창백하고 입술과 손톱이 희며[口唇指甲淡白], 손발톱이 건조하고 취약하며[爪甲枯脆] 움푹 들어간 손톱[反甲]이 보이기도 한다.

혀는 담백설淡白舌, 맥은 현세맥弦細脈이 나타난다.

이 증의 치법으로 양혈식풍養血熄風의 치법을 적용하며 대표적인 처방으로 정진환定振丸이 있다.

2.8 간기울결증肝氣鬱結證

ICD-11 코드	SF57	KCD-7 코드	U65.1 (세부 구분 없음)

간기울결증은 간의 소설疏泄, 조달條達 작용 장애로 나타나는 기체증氣滯證이다. 정서적인 슬픔이나, 갑작스러운 정신적 자극, 또는 병사病邪가 침입하여 간맥肝脈을 억압함으로써 발생한다.

흉협찬통胸脇竄痛 또는 소복찬통少腹竄痛, 소복창민少腹脹悶, 정지억울情志抑鬱, 이노易怒, 한숨[善太息]과 같은 증상이 나타난다. 때때로 인후부의 이물감[梅核氣]이나 목, 유방, 옆구리의 종양[頸部癭瘤, 乳癖, 脇下積塊]이 관찰되기도 한다. 가임기 여성의 경우 유방창통乳房脹痛, 월경부조月經不調, 월경통이 나타나며, 심하면 무월경[閉經]이 나타나기도 한다.

혀는 담홍설淡紅舌, 설태는 박백태薄白苔, 맥은 현맥弦脈이 나타난다.

이 증의 치법으로 소간해울疏肝解鬱의 치법을 적용하며 대표적인 처방으로 시호소간산柴胡疏肝散, 소요산逍遙散이 있다.

2.9 간비불화증肝脾不和證

ICD-11 코드	SF5J	KCD-7 코드	U78.1

간비불화증은 간, 비 두 장의 기능 장애와 기체氣滯의 표현이 동시에 나타나는 증이다. 정서적인 슬픔, 우울, 분노가 간肝을 해쳐 간肝의 조달條達이 원활하지 않게 되어 울결된 기가 비토脾土를 횡승橫乘하여 발생하거나 음식부절飮食不節 또는 노권勞倦으로 비기脾氣가 손상되었을 때 토土가 이를 틈타 목木을 억제함[土侮木]으로써 간肝의 소설기능疏泄機能에 장애가 생기게 되어 발생한다.

흉창창만胸脇脹滿, 흉협찬통胸脇竄痛, 복창腹脹, 납매納呆, 변의便意를 동반한 복통[腹痛欲瀉], 설사 후 복통의 완화[瀉後痛減]와 같은 증상이 나타난다. 배변 후 불쾌감[大便不爽], 장명음 항진, 방귀[矢氣]가 나타나고 변은 무른 편이다[便溏]. 한숨이 잦고[善太息], 정지억울情志抑鬱, 급조이노急躁易怒의 증상도 나타난다.

설태는 백태白苔, 맥은 현맥弦脈 또는 완맥緩脈이 나타난다.

이 증의 치법으로 소간건비疏肝健脾의 치법을 적용하며 적용할 수 있는 처방으로 소요산逍遙散, 통사요방痛瀉要方이 있다.

2.10 간위불화증肝胃不和證

ICD-11 코드	SF5K	KCD-7 코드	U78.2

간비불화증은 간, 위 두 장의 기능 장애와 기체氣滯 표현이 동시에 나타나는 증이다. 대개 간의 기체가 위에 미쳐 나타난다.

위완부와 협륵부의 창통脹痛 또는 찬통竄痛, 완복비만脘腹痞滿, 애역呃逆, 애기噯氣, 탄산呑酸, 조잡嘈雜, 식욕감소, 정서적인 우울감, 잦은 한숨[善太息]과 같은 증상이 나타난다. 번조煩躁, 이노易怒의 증상도 보인다.

혀는 담홍淡紅하고 설태는 박백薄白하거나 박황薄黃하며 맥은 현맥弦脈이 나타난다.

이 증의 치법으로 소간리기疏肝理氣, 화위지통和胃止痛의 치법을 적용하며 대표적인 처방으로 시호소간산柴胡疏肝散이 있다.

2.11 간울혈어증肝鬱血瘀證

ICD-11 코드	SF55	KCD-7 코드	U65.6

간울혈어증은 간기肝氣가 오랫동안 울체되어 기체에 의해 간에 어혈이 형성된 증이다.

정지억울情志抑鬱, 잦은 한숨[善太息], 양측 협부의 창통脹痛 또는 자통刺痛, 협하부와 소복부의 종괴[脇下少腹腫塊]가 나타난다. 가임기 여성의 경우 유방창통乳房脹痛, 월경부조月經不調, 무월경[經閉]이 나타나기도 한다.

혀는 색이 자암紫暗하며 때때로 어점瘀點이 나타나고, 맥은 현삽맥弦澁脈이 나타난다.

이 증의 치법으로 소간화어疏肝化瘀의 치법을 적용하며 대표적인 처방으로 격하축어탕膈下逐瘀湯이 있다.

진단편

3. 담의 증

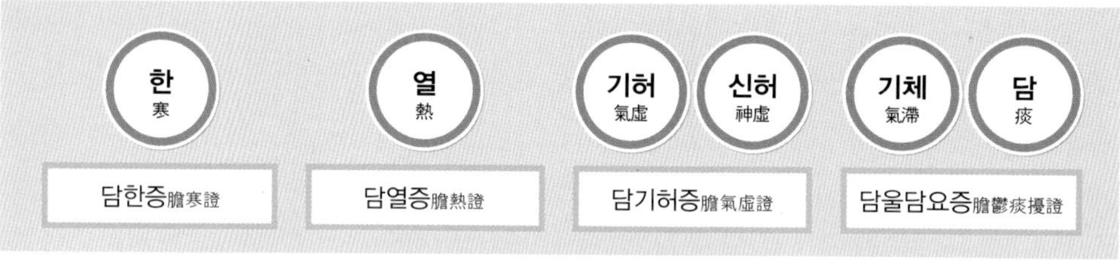

간계 병증/담의 증

3.1 담한증膽寒證

ICD-11 코드	SF5G	KCD-7 코드	U72.0 (세부 구분 없음)

담한증은 담허膽虛가 오래되어 허虛가 한寒을 생성하거나 비위허한脾胃虛寒으로 양기陽氣가 만들어지지 못해 담膽에 한寒이 파급되어 발생하는 증이다.

찬 음식을 먹으면 설사가 나거나[食冷易泄] 찬 음식을 먹지 못한다[不得冷食]. 대변부조[大便不調], 식사량 감소[食少], 오심 증상과 신 물이 넘오는 구토[吐酸水]가 나타나고 아울러 우협하통右脇下痛, 형한形寒, 외한畏寒, 흉완만민胸脘滿悶, 불면不眠, 건망健忘과 같은 증상이 나타난다. 의심이 많고[多疑] 경공驚恐, 불안不安이 동반되기도 한다.

혀는 담백설淡白舌, 설태는 백태白苔 또는 백니태白膩苔, 맥은 현활맥弦滑脈 또는 세맥細脈이 나타난다.

이 증의 치법으로 온담한溫膽寒, 거담습祛痰濕의 치법을 적용하며 온담탕가감방溫膽湯加減方을 사용할 수 있다.

3.2 담열증膽熱證

ICD-11 코드	SF5F	KCD-7 코드	U72.2 (세부 구분 없음)

담열증은 담한증에 대비되는 담의 열증이나 습濕을 동반한 증이기 때문에 단순한 열증이 아닌 습열증濕熱證에 해당한다. 습열濕熱에 외감外感되거나, 비허脾虛한 상태에서 음식부절飮食不節로 습濕이 생기고 오래되어 열熱로 변하거나, 그 상태에 간기울결肝氣鬱結이 더 해지고 오래되어 열熱로 변하거나, 다시 그 상태에서 습열濕熱이 서로 싸워 담膽에 영향을 미쳐 담膽에 열熱이 도달하게 되면 발생하는 증이다.

한열왕래寒熱往來, 구고口苦, 인건咽乾, 심번心煩, 이노易怒, 흉협창만胸脇脹滿, 완복창만脘腹脹滿, 황달黃疸, 구토嘔吐와 같은 증상이 나타난다.

혀는 홍설紅舌이고 설태는 황니黃膩하다.

이 증의 치법으로 청열리습淸熱利濕의 치법을 적용하며 치료 처방으로 인진금련탕가감방茵陳芩連湯加減方을 사용할 수 있다.

3.3 담기허증膽氣虛證

ICD-11 코드	SF5D	KCD-7 코드	U72.2 (세부 구분 없음)

담기허증은 담의 결단決斷 작용에 장애가 발생한 허증 병태로서 기의 부족과 함께 신神의 휴허虧虛를 나타내는 증이다. 칠정내상七情內傷이나 기허氣虛가 담부膽腑에 거듭해서 영향을 미쳐 담膽의 결단 기능이 실조되어 발생한다.

담력이 떨어지고[膽怯] 우유부단하며[遇事不決] 정충怔忡, 경공驚恐, 천면淺眠, 다몽多夢, 단기短氣, 핍력乏力이 나타난다. 두훈頭暈, 목현目眩, 시물모호視物模糊의 증상이 동반되기도 한다.

혀는 담홍설淡紅舌, 맥은 현세맥弦細脈이 나타난다.

이 증의 치법으로 진경정지鎭驚定志의 치법을 적용하며 대표적인 처방으로 안신정지환安神定志丸이 있다.

3.4 담울담요증膽鬱痰擾證

ICD-11 코드	SF5E	KCD-7 코드	U72.2 (세부 구분 없음)

담울담요증은 담膽의 기체와 담痰, 열熱이 결합된 증이다. 의기소침, 슬픔으로 형성된 기울氣鬱이 화火로 변하여 진액津液을 변질시켜 담痰을 형성, 담痰과 열熱이 서로 결합하여 심신心神을 요란擾亂함으로써 담기膽氣와 심신心神이 불안함을 나타내는 증상이 출현한다.

겁이 많아 잘 놀라고[膽怯易驚] 경계驚悸, 실면失眠, 다몽多夢, 번조煩躁, 불안不安, 흉협창민胸脇脹悶, 잦은 한숨[善太息], 두훈頭暈, 목현目眩, 구고口苦, 오심惡心, 구토嘔吐, 토담연吐痰涎의 증상이 나타난다.

혀는 담홍설淡紅舌또는 홍설紅舌, 설태는 백니태白膩苔 또는 황활태黃滑苔, 맥은 현긴맥弦緊脈 또는 현삭맥弦數脈이 나타난다.

이 증의 치법으로 화담리기해울化痰利氣解鬱의 치법을 적용하며 대표적인 처방으로 반하후박탕半夏厚朴湯이 있다.

진단편

4-2 심계병증心系病證

1. 심의 허증

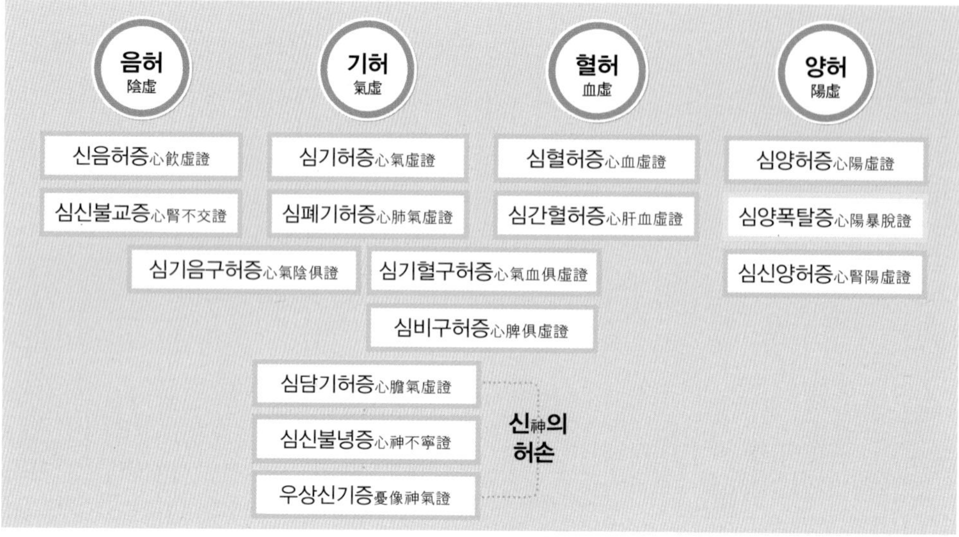

심계 병증/심의 허증

1.1 심기허증心氣虛證

ICD-11 코드	SF60	KCD-7 코드	U66.6

심기허증은 심기心氣가 부족하여 혈맥을 고동鼓動하지 못하고 기표肌表를 고섭固攝하지 못하여 나타나는, 심계心悸, 단기短氣, 자한自汗을 주증상으로 하는 허증이다. 오랜 질병으로 몸이 쇠약하거나 고령으로 장기가 약해져 나타나며 선천적인 허약이 원인이 되기도 한다.

심계心悸, 단기短氣가 있고 움직일 때 더욱 심하다. 신피神疲, 핍력乏力, 소기少氣, 나언懶言, 성저聲低, 외풍畏風, 자한自汗, 흉민胸悶, 심흉은통心胸隱痛이 나타난다.

면색은 창백하고 혀는 담백설淡白舌이며 맥은 세細하고 무력하다. 때로 결대맥結代脈이 나타난다.

이 증의 치법으로 보익심기補益心氣의 치법을 적용하며 치료 처방의 예로는 양심탕養心湯이 있다.

1.2 심폐기허증心肺氣虛證

ICD-11 코드	SF6J	KCD-7 코드	U78.8

심폐기허증은 심과 폐의 기허가 함께 나타난 증이다. 폐의 질환이 오래 지속되어 폐에 영향을 미치거나 고령으로 신체가 허약하여, 또는 과로로 심, 폐의 기가 허손虛損됨으로써 발생한다.

흉민胸悶, 해수咳嗽, 기천氣喘, 단기短氣, 심계心悸가 있고 신체 활동이 있을 때 이들 증상이 더 심해다. 가래가 있고 청희淸稀하다. 성저聲低, 나언懶言, 자한自汗이 수반된다.

면색이 담백하고 혀도 담백설淡白舌이며 설는 백태가 보인다. 때로 입술과 혀가 담자색淡紫色을 띤다. 맥은 무력하다. 때로 결대맥結代脈이 나타날 수 있다.

이 증의 치법으로 보익심폐補益心肺의 치법을 적용하며 치료 처방의 예로는 보폐탕補肺湯, 영심음寧心飮이 있다.

1.3 심담기허증心膽氣虛證

ICD-11 코드	SF6H	KCD-7 코드	없음

심담기허증은 심과 담의 기가 허하여 마음이 편치 못하고 쉽게 두려움을 느끼게 되는 증이다. 몸이 약하고 정신적인 자극을 받을 경우에 잘 나타난다.

잠을 잘 못 자고 꿈이 많고 쉽게 놀라 잠에서 깨기도 하고, 담기가 약하여 두려움을 잘 느끼고 잘 놀라며 심계, 단기 증상이 나타나고 권태로우며, 소변이 맑고 양이 으며 혹은 마음이 번잡하여 잠을 못 이루고, 몸은 수척해지고, 쉽게 피로하고, 혹은 가슴이 두근거리고, 마음이 텅빈 듯이 번잡하고 불안하며 어지럽고 입이 마르고 목구멍이 건조한 증상이 나타난다.

면색은 광백皖白하고 혀는 담백설, 설태는 박백薄白하다. 때로 홍설이 나타날 수도 있다. 맥은 현세弦細하거나 현약弦弱하다.

이 증의 치법으로 보익심담補益心膽, 영신안혼寧神安魂의 치법을 적용하며 치료 처방의 예로는 평보진심단합자주환平補鎭心丹合磁朱丸, 산조인탕酸棗仁湯, 온담탕溫膽湯이 있다.

1.4 심신불녕증心神不寧證

ICD-11 코드	SF6B	KCD-7 코드	없음

심신불녕증은 여러 가지 원인으로 정신적 불안정이 가중된 증이다.

가슴이 두근거리고 마음이 다급하고 답답하며 깊은 잠을 못자고 꿈을 많이 꾸며 담기가 약하여 작은 자극에도 쉽게 놀란다.

이 증의 치법으로 안신정지安神定志의 치법을 적용하며 대표적인 처방으로 안신정지환安神定志丸이 있다.

1.5 우상신기증憂傷神氣證

ICD-11 코드	SF6C	KCD-7 코드	없음

우상신기증은 우울과 사려과다思慮過多로 신기神氣가 손상된 증이다.

정신적 억압이 있고 표정이 단순하여 별 변화가 없고 잠을 잘 못 이루고 꿈이 많으며 머리가 어지럽고 정신이 피곤하며 식욕부진이 나타난다.

현맥이 나타난다.

이 증의 치법으로 해울안신解鬱安神의 치법을 적용하며 치료 처방의 예로는 감맥대조탕甘麥大棗湯이 있다.

1.6 심혈허증心血虛證

ICD-11 코드	SF61	KCD-7 코드	U66.1

심혈허증은 심혈의 부족으로 조직의 자양과 정지의 안정이 이루어지지 않아 나타나는, 심계心悸, 불안, 면색무화面色無華를 주증상으로 하는 증이다.

심계(정충怔忡의 형태로 나타난다)가 있고 안색은 담백淡白하거나 위황萎黃하다. 불면증이 있으며 꿈을 자주 꾸고 건망健忘, 경척불안驚惕不安, 두훈頭暈, 목현目眩, 구순담백口脣淡白, 지갑담백指甲淡白의 증상이 나타난다.

혀는 담백설淡白舌, 맥은 세맥細脈이 보인다.

이 증의 치법으로 보혈양심안신補血養心安神의 치법을 적용하며 적용 가능한 처방으로 사물탕四物湯이 있다.

1.7 심간혈허증心肝血虛證

ICD-11 코드	SF6G	KCD-7 코드	U78.5

심간혈허증은 심心과 간肝 두 장臟의 혈허血虛가 동시에 초래된 증이다. 비기허脾氣虛로 인한 생혈生血 장애, 사려과도思慮過度, 실혈과다失血過多, 오랜 질병 이환으로 인한 혈血의 휴손虧損으로 발생한다.

심계心悸, 불안(심황心慌), 건망健忘, 다몽多夢, 두훈頭暈, 목현目眩, 목혼目昏, 지체마목肢體麻木과 진전震顫 증상이 나타난다. 여성의 경우 월경량이 줄면서 묽어진다. 심할 경우 무월경(경폐經閉)이 나타난다.

면백무화面白無華하고 조갑불영爪甲不榮의 소견이 나타난다. 혀는 담백설淡白舌, 맥은 세맥細脈이다.

이 증의 치법으로 보심혈補心血, 양간혈養肝血의 치법을 적용하며 치료 처방의 예로는 사물탕四物湯, 보간탕補肝湯이 있다.

1.8 심기혈구허증心氣血俱虛證

ICD-11 코드	SF62	KCD-7 코드	U66.5

심기혈구허증은 심장의 기와 혈이 모두 부족해져 기허증의 증상과 혈허증의 증이 함께 나타나는 증이다. 심기혈구허증의 병인병기病因病機는 다양하다. 일례로 선천품부先天稟賦의 부족 또는 오랜 질병으로 기혈이 실조失調되어 심의 기혈에 영향이 미쳐 이 증이 발생할 수 있으나 기타의 많은 병인과 병리기전을 고려해 볼 수 있다.

이 증은 통상 심기혈양허증心氣血兩虛證이라고 지칭하나 한글로만 표기할 경우 양허兩虛와 양허陽虛가 구분되지 않기에 이 책에서는 심기혈양허증이란 명칭 대신 심기혈구허증心氣血俱虛證이란 명칭을 사용하기로 한다. 아래의 심비구허증心脾俱虛證, 심기음구허증心氣陰俱虛證에 대해서도 같은 이유로 양허 대신 구허란 표현을 채택하였다.

심계心悸, 단기短氣, 불면不眠, 다몽多夢, 두훈頭暈, 목현目眩, 신피神疲, 핍력乏力, 자한自汗, 소기少氣, 나언懶言의 증상이 있고 입술과 손발톱이 희다. 모발도 윤기가 없고 취약하다.

면색은 창백蒼白하거나 위황萎黃하고 혀는 담백설淡白舌에 눈설嫩舌의 형태를 보인다. 맥은 세약細弱하다.

이 증의 치법으로 보기양혈補氣養血의 치법을 적용하며 치료 처방의 예로는 팔진탕八珍湯, 성유탕聖愈湯이 있다.

진단편

1.9 심비구허증心脾俱虛證

ICD-11 코드	SF6I	KCD-7 코드	U78.7

심비구허증은 심心과 비脾, 두 장臟의 기氣와 혈血이 함께 부족해진 증이다. 오랜 질병이나 사려과다思慮過多, 음식부절飮食不節, 만성실혈慢性失血로 기혈이 함께 휴손虧損되어 발생한다.

심계心悸(주로 정충怔忡의 형태로 나타난다), 두훈頭暈, 다몽多夢, 건망健忘, 식욕부진, 복창腹脹, 변당便溏, 신피神疲, 핍력乏力이 있고 피부에 자반이 나타날 수도 있다. 여성의 경우 월경량이 줄면서 월경혈의 농도는 묽어지고 찔끔찔금 흐르는 형태로 하혈한다.

면색은 위황萎黃하고 설체는 담눈淡嫩하며 맥은 무력하다.

이 증의 치법으로 보익심비補益心脾의 치법을 적용하며 대표적인 처방으로 귀비탕歸脾湯이 있다.

1.10 심음허증心陰虛證

ICD-11 코드	SF64	KCD-7 코드	U66.2

심음허증은 음혈陰血의 부족으로 인한 심의 실양失養 표현과 허열虛熱의 내생內生으로 인한 심의 열상熱象이 나타나는 증이다. 흔히 사려과다思慮過多나 누적된 피로로 심신心神이 손상되거나 음정陰精이 소모되어 발생하며 오랜 병으로 음혈이 소모되어 나타나기도 한다.

심계心悸, 불안(심황心慌, 경척驚惕), 불면不眠, 다몽多夢, 오심번열五心煩熱, 구건口乾, 인조咽燥, 건망健忘, 요황尿黃, 변건便乾, 조열燥熱, 도한盜汗이 나타난다.

양권홍적兩顴紅赤이 보이며 혀는 홍설紅舌에 소태少苔, 맥은 세삭細數하다.

이 증의 치법으로 자음양심안신滋陰養心安神의 치법을 적용하며 대표적인 처방으로 천왕보심단天王補心丹이 있다.

1.11 심신불교증心腎不交證

ICD-11 코드	SF6K	KCD-7 코드	U79.0

심신불교증은 심心과 신腎, 두 장臟을 병위病位로 하는 음허증陰虛證이다. 본래 심과 신의 수水, 화火가 상하로 교통交通하며 서로 분리되지 않아야 하는데 이러한 수화의 교류가 이

루어지지 못하면 내열이 제어되지 않고 치솟는 것을 보여주는 각종 증상이 나타나게 된다. 이처럼 심과 신의 교통이 이루어지지 않아 나타나는 음허증을 심신불교증이라고 한다. 근심, 걱정, 과로, 오랜 질병 이환나 방사부절房事不節로 나타난다.

심번心煩, 불면不眠, 경계驚悸, 건망健忘, 두훈頭暈, 이명耳鳴, 요슬산연腰膝痠軟, 유정遺精(몽정의 형태로), 구조口燥, 인건咽乾, 오심번열五心煩熱, 조열潮熱, 도한盜汗, 대변건결大便乾結, 소변단황小便短黃의 증상이 나타난다.

혀는 홍설紅舌에 소태少苔, 맥은 세삭細數하다.

이 증의 치법으로 교통심신交通心腎의 치법을 적용하며 치료 처방의 예로 상하양제단上下兩濟丹이 있다.

1.12 심기음구허증心氣陰俱虛證

ICD-11 코드	SF65	KCD-7 코드	U66.6

심기음구허증은 심기心氣의 부족으로 심의 고동鼓動 작용이 무력해지고 이와 동시에 심음心陰의 휴손虧損으로 허열虛熱이 내생內生한 증이다. 선천품부先天稟賦의 부족, 노권내상勞倦內傷에 의해 발생되거나 열사熱邪에 외감外感된 후 이것이 심의 기氣·음陰을 손상하여 이 증이 나타난다.

심계心悸, 단기短氣가 있고 활동이 있을 때 가중된다. 불면不眠, 다몽多夢, 신피神疲, 핍력乏力, 어성저미語聲低微, 건망健忘이 수반된다. 오심번열五心煩熱이 있고 자한自汗과 도한盜汗이 주야로 나타난다. 구조口燥, 인건咽乾, 저열低熱이 있다.

면색은 희지만[面白] 권홍顴紅이 드러난다. 설체는 홍눈紅嫩하고 습윤하지 않다[少津]. 설태는 박백薄白 또는 소태少苔의 소견을 보인다. 맥은 세맥細脈 또는 세삭맥細數脈의 맥상을 보인다.

이 증의 치법으로서 보심익기양음補心益氣養陰의 치법을 적용하며 사용 가능한 처방으로 자감초탕炙甘草湯이 있다.

1.13 심양허증心陽虛證

ICD-11 코드	SF66	KCD-7 코드	U66.3

심양허증은 심心의 양기가 부족하여 고동鼓動, 온후溫煦의 작용이 저하된 증이다. 심계心悸, 단기短氣, 형한形寒, 지랭肢冷을 주증상으로 한다. 선천품부先天稟賦의 부족, 노화로 인한 양

기 부족, 오랜 질환으로 인한 양허로 나타나며 급성 질병으로 심양이 손상되어 발생하기도 한다. 심기허心氣虛가 오래 지속되어 한사寒邪가 내생內生함으로써 심양허증을 형성할 수도 있다.

심계心悸, 단기短氣가 있고 몸을 움직이면 호흡곤란이 가중된다. 형한形寒, 지랭肢冷, 심흉별민동통心胸憋悶疼痛, 소기少氣, 나언懶言, 외풍畏風, 자한自汗, 소변청장小便淸長, 대변당박大便溏薄이 수반된다.

혀는 담백설淡白舌, 설태는 박백薄白하면서 윤태潤苔의 소견을 보이며 맥은 침지무력沈遲無力 또는 침세무력沈細無力하거나 결대맥結代脈이 보인다.

이 증의 치법으로 온보심양溫補心陽의 치법을 적용하며 치료 처방의 예로는 계지감초탕桂枝甘草湯, 보원탕保元湯이 있다.

1.14 심신양허증心腎陽虛證

ICD-11 코드 SF6L	KCD-7 코드 U78.9

심신양허증은 심心과 신腎, 두 장臟의 양허陽虛가 함께 나타난 증이다. 심양허心陽虛가 오래 지속되면서 신腎에 영향을 미쳐 신양腎陽도 허해짐으로써 나타나거나 이와 반대의 순서로, 신양腎陽의 휴손虧損으로 기화氣化가 이루어지지 못해 수기水氣가 심心을 침범하여 이 증이 나타나기도 한다.

외한畏寒, 지랭肢冷, 심계心悸(정충怔忡의 형태로 나난다), 흉민胸悶, 기천氣喘, 지체부종肢體浮腫, 소변불리小便不利, 신피神疲, 핍력乏力, 요슬산랭腰膝痠冷의 증상이 나타난다.

입술과 손발톱이 청자색靑紫色을 띤다. 혀는 담자색淡紫色이고 설태는 백활白滑하며 맥은 무력하다.

이 증의 치법으로 온보심신溫補心腎의 치법을 적용하며 치료 처방의 예로 진무탕眞武湯과 보원탕保元湯이 있다.

1.15 심양폭탈증心陽暴脫證

ICD-11 코드 SF67	KCD-7 코드 U66.3

심양폭탈증은 심心의 양기 허손虛損이 극심한 상황에서 의식 저하와 구급을 요하는 여러 증상·징후가 나타나는 증이다. 한사寒邪가 갑자기 심양心陽을 손상시키거나 담痰과 어혈瘀血이 심맥心脈을 막거나 실혈失血과 진액 손실로 양기가 의탁할 바를 잃어서 심양心陽이 바

깥으로 빠져나가거나 심양허증이 악화되어 이 증이 초래된다.

돌연히 차가운 땀으로 몸이 젖게 되고, 사지궐냉四肢厥冷, 면색창백面色蒼白이 보인다. 호흡은 미약하고 때로 심계心悸가 있으며 가슴이 극렬하게 아프고 정신이 혼미하다.

입술과 혀가 청자색을 띤다. 끊어질 듯한 미맥微脈이 나타난다.

이 증의 치법으로 회양고탈回陽固脫의 치법을 적용하며 대표적인 처방으로 삼부탕蔘附湯이 있다.

2. 심의 실증

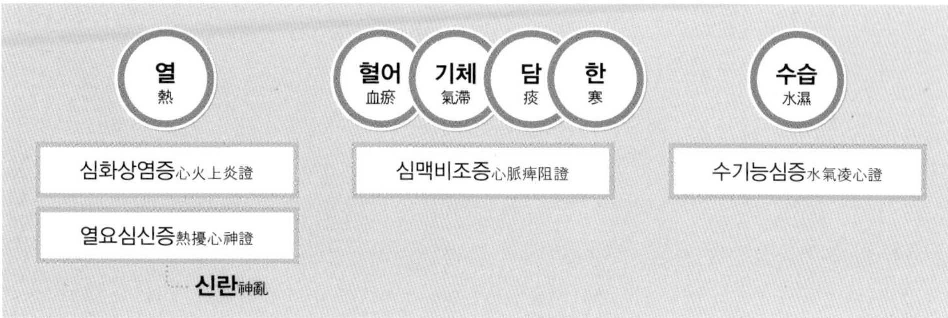

심계 병증/심의 실증

2.1 심화상염증心火上炎證

ICD-11 코드	SF68	KCD-7 코드	U67.0

심화상염증은 심화心火의 항진으로 갖가지 실열實熱 증상과 심신心神의 불안정이 나타나는 증이다. 정지불수情志不遂나 열성熱性 음식의 과식으로 발생한 내생內生의 화사火邪가 상충上衝하여 나타난다.

심계心悸, 심번心煩, 구갈口渴, 불면不眠, 소변단적小便短赤, 대변비결大便秘結의 증상이 나타나고 구설생창口舌生瘡이 있다. 경우에 따라 토혈吐血, 육혈衄血과 광조狂躁, 섬어譫語가 나타날 수 있다.

얼굴은 붉고 혀도 홍설紅舌이며 설는 황태黃苔, 맥은 삭맥數脈이다.

이 증의 치법으로 청심도적淸心導赤의 치법을 적용하며 사심탕瀉心湯, 도적산導赤散 등의 처방을 사용할 수 있다.

진단편

2.2 열요심신증熱擾心神證

ICD-11 코드	SF69	KCD-7 코드	없음

열요심신증은 사열邪熱이 치성熾盛하여 심신心神을 요란한 증이다.

심계心悸, 심번心煩, 조요불녕躁擾不寧, 불면不眠, 다몽多夢, 고열高熱, 구갈口渴의 증상이 나타난다. 심하면 신혼神昏, 섬어譫語 증상을 보인다.

얼굴은 붉고 혀도 홍설紅舌이며 설태는 황태黃苔, 맥은 삭맥數脈이 나타난다.

이 증의 치법으로 청심안신淸心安神의 치법을 적용하며 대표적인 처방으로 주사안신환朱砂安神丸이 있다.

2.3 심맥비조증心脈痺阻證

ICD-11 코드	SF63	KCD-7 코드	U67.1

심맥비조증은 기체氣滯, 혈어血瘀, 담음痰飮, 한사寒邪로 인해 심맥心脈이 막혀 심흉부의 통증과 압박감이 나타나는 증이다.

심계(정충怔忡의 형태로 나남)와 함께 심흉별민동통心胸憋悶疼痛이 있으며 간헐적으로 통증이 등과 상지 전면으로 뻗친다. 세부 증형에 따라 다음의 증상이 동반된다.

① 기체氣滯: 통증이 창통脹痛 위주로 나타나며 증상의 기복이 정지 변화와 유관하다. 자주 한숨을 쉰다. 혀는 담홍설淡紅舌, 맥은 현맥弦脈이 나타난다.

② 혈어血瘀: 통증이 자통刺痛 위주로 나타나며 설질은 회암晦暗하거나 청자색靑紫色이고 어점瘀點, 어반瘀斑이 나날 수 있다 맥은 삽맥澁脈 또는 결대맥結代脈이 보인다.

③ 담조痰阻: 심흉별민心胸憋悶이 주된 증상이며 몸이 뚱뚱한 편이며 신중身重, 곤권困倦의 증상이 수반되고 가래가 있다. 설태는 백니태白膩苔, 맥은 침활沈滑하다.

④ 한응寒凝: 추위에 의해 유발되거나 악화되는 강렬한 통증이 주된 상이며 외한畏寒, 지랭肢冷이 수된된다. 혀는 담백설淡白舌, 설태는 백태白苔, 맥은 침지沈遲하거나 침긴沈緊하다.

이 증의 치법으로서 세부 증형에 따라 활혈통맥活血通脈, 관흉정통寬胸定痛 등의 치법을 적용하며 치료 처방의 예로 혈부축어탕血府逐瘀湯, 과루해백반하탕瓜蔞薤白半夏湯 등이 있다.

2.4 수기능심증水氣凌心證

ICD-11 코드	SF6A	KCD-7 코드	U67.3

수기능심증은 수음水飮이 체내에 형성되어 이것이 심장으로 상역上逆함으로써 발생하는, 심계心悸, 기천氣喘, 전신 부종을 주증상으로 하는 증이다. 비신양허脾腎陽虛로 수습水濕이 범람한 것이 원인이 되는 예가 많다.

심계心悸, 불안(심황心慌), 신피神疲, 권태倦怠의 증상이 있고 숨을 헐떡이며 바로 눕지 못한다. 전신 부종, 외한畏寒, 지랭肢冷, 소변단소小便短少 증상이 수반된다.

면색은 광백㿠白하고 혀는 담백설淡白舌이며 반대胖大하고 설태는 백활白滑하다. 맥은 침세沈細하다.

이 증의 치법으로 온양이수溫陽利水의 치법을 적용하며 치료 처방의 예로는 진무탕眞武湯, 오령산五苓散이 있다.

3. 소장의 증

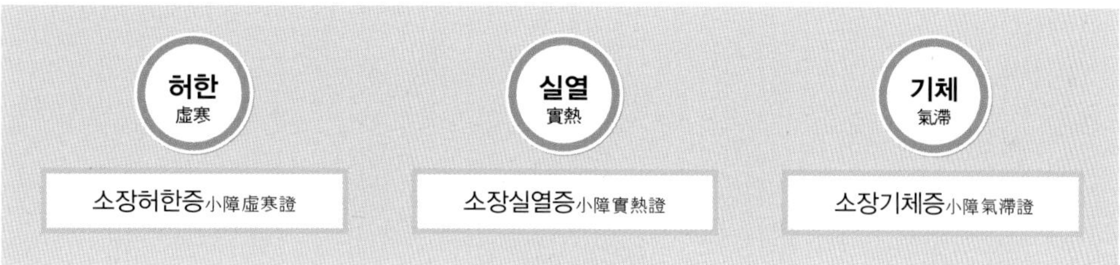

심계 병증/소장의 증

3.1 소장허한증小腸虛寒證

ICD-11 코드	SF6F	KCD-7 코드	U75.0

소장허한증은 소장의 기가 부족하여 비별청탁泌別淸濁의 기능이 소실됨으로써 나타나는, 하복부의 완만한 통증과 장명腸鳴, 설사를 주증상으로 하는 증이다. 찬 음식을 과식하거나 체질적으로 양허陽虛한 사람에게 체내외의 한사寒邪가 작용하여 소장의 기능이 저하됨으로써 발생한다.

소복은통小腹隱痛, 소복창만小腹脹滿이 있고 희온, 희안의 반응을 보인다. 장명, 설사가 나타나고 소변을 보는 횟수가 증가하고 소변이 청장清長하다. 두훈頭暈이 있고 때로 오심惡心 증상이 나타난다. 납식감소納食減少가 수반된다.

설태는 박백薄白하고 맥은 세완細緩하다.

이 증의 치법으로 온통소장溫通小腸의 치법을 적용하며 치료 처방의 예로는 오수유탕吳茱萸湯, 후방온중탕厚朴溫中湯이 있다.

3.2 소장실열증小腸實熱證

ICD-11 코드	SF6E	KCD-7 코드	U75.2

소장실열증은 심心의 열이 소장으로 하행하여 발생한 증이다. 증의 명칭과 달리 이 증證의 병위病位는 심과 소장이라는 두 곳의 장부가 된다. 정서적 자극, 신열辛熱한 음식의 과식 습열의 축적 등이 이 증의 발생 원인이 된다.

심번心煩, 구갈口渴이 있고 물을 많이 마신다. 소변은 단적短赤하고 때로 혈뇨가 나타나며 소변을 볼 때 요도작통尿道灼痛이 있다. 구설생창口舌生瘡이 동반된다.

혀는 홍설, 설태는 황태가 나타나되 이태膩苔의 소견을 보이거나 초황태焦黃를 형성하기도 한다. 맥은 홍삭洪數하다.

이 증의 치법으로 청열통림淸熱通淋의 치법을 적용하며 대표적인 처방으로 도적산導赤散이 있다.

3.3 소장기체증小腸氣滯證

ICD-11 코드	SF6D	KCD-7 코드	U75.1

소장기체증은 음한陰寒이 소장에 맺혀 기의 움직임이 정체되어 발생하는, 소복부 교통[小腹絞痛], 탈장, 음낭추창陰囊墜脹을 주증상으로 하는 증이다. 차가운 환경이나 음습한 환경에 노출되어 발하는 경우가 많다.

소복부의 교통, 산통, 서혜부 탈장[少腹部或有聚氣突起], 한쪽 음낭의 종창 및 추창墜脹, 외한畏寒, 복창腹脹, 장명腸鳴이 있고 방귀를 뀌면 시원해진다.

설태는 백활白滑하고 맥은 침현沈弦하다.

이 증의 치법으로 행기지통行氣止痛의 치법을 적용하며 대표적인 처방으로 천태오약산天台烏藥散이 있다.

4-3 비계병증脾系病證

1. 비의 허증

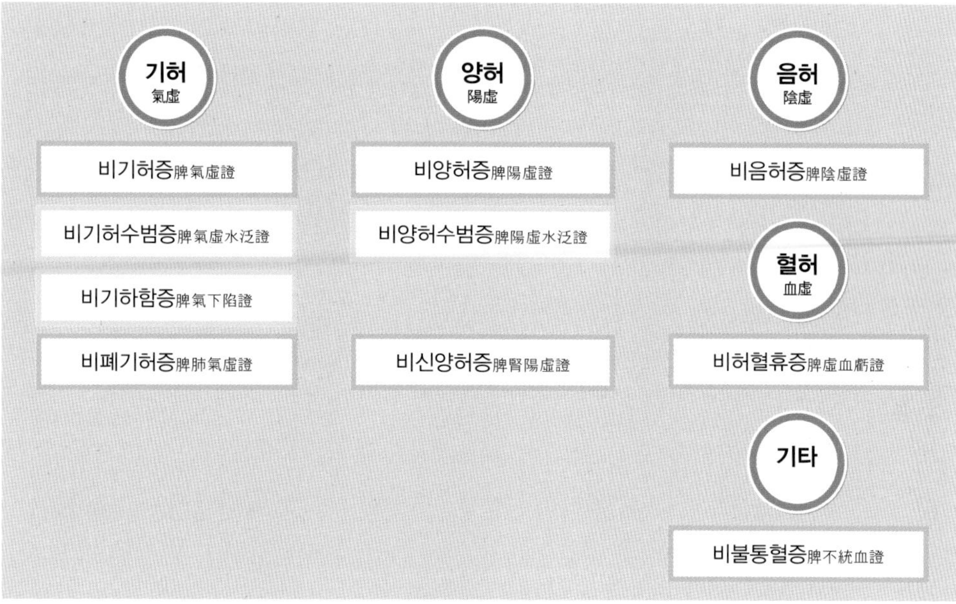

비계 병증/비의 허증

1.1 비기허증脾氣虛證

ICD-11 코드	SF70	KCD-7 코드	U68.0

비기허증은 비기가 부족하여 비의 운화기능이 실조되어 나타난 증이다. 이 증은 주로 음식부절飮食不節, 정지실조情志失調 또는 소체허약素體虛弱으로 인해 발생한다.

신피精疲, 사지권태四肢倦怠, 단기短氣, 나언懶言, 식소食少, 식후복창食後腹脹, 대변당박大便溏薄, 소변불리小便不利, 지체부종肢體浮腫이 나타나며 여성의 경우 월경량이 감소하거나 월경색이 엷어지고 심하면 월경이 끊어지는 증상이 나타난다.

면색은 위황萎黃하고 혀는 담홍색이며 설태는 백색이고 맥은 완약緩弱하다.

이 증의 치법으로 건비익기健脾益氣의 치법을 적용하며 사용 가능한 처방으로 사군자탕四君子湯, 육군자탕六君子湯이 있다.

1.2 비기하함증脾氣下陷證

ICD-11 코드	SF71	KCD-7 코드	U68.1

비기하함증은 비기脾氣가 부족하여 청양淸陽이 불승不升하고 중기中氣가 하함下陷하여 나타나는 증이다. 이 증은 음식상飮食傷, 노권상勞倦傷이나 오랜 오랜 설사·이질로 인해 중기中氣가 손상되어 비기脾氣가 상승하지않고 오히려 하함下陷하게 되어 발생한다.

면색이 담백淡白하고, 두훈眩暈, 자한自汗, 단기短氣, 권태倦怠, 식소食少, 변당便溏 등의 증상이 있다. 복부가 무겁고 처지는 듯한데 음식을 먹은 후에 더 심해지며 변의便意를 자주 느끼고, 소변임력小便淋瀝의 또는 소변백탁小便白濁 증상이 나타난다. 항문이 무겁고 빠질 듯하며 혹 설사가 오래도록 멈추지 않고, 심하면 탈항脫肛이 생기고, 여성의 경우 자궁하수子宮下垂 증상이 보인다. 이와 더불어 두훈頭暈, 목현目眩, 지체곤중肢體困重, 사지권태四肢倦怠, 성저聲低, 나언懶言의 증상이 나타난다.

혀는 담홍설淡紅舌, 설태는 백태白苔, 맥은 허맥虛脈이다.

이 증의 치법으로 건비익기健脾益氣, 승양거함升陽擧陷의 치법을 적용하며 대표적인 처방으로 보중익기탕補中益氣湯이 있다.

1.3 비기허수범증脾氣虛水泛證

ICD-11 코드	SF7A	KCD-7 코드	없음

비기허수범증은 비기脾氣가 허약하여 운화運化기능이 실조되어 수액水液이 내정內停된 증이다. 이 증은 주로 음식이 부절不節하거나 비양脾陽이 손상되거나 혹은 외사가 안으로 들어와 비의 운화기능이 실조되어 수액을 조절하지 못해 수습水濕이 정체되어 발생한다.

얼굴과 사지에 부종이 생기고 피로하며 힘이 없는데 특히 하지가 더 심하여 누르면 함몰되어 쉽게 회복되지 않는다. 식소食少, 복창腹脹, 변당便溏의 증상이 있으며 복수腹水가 나타기도 한다.

면색은 백白하고 혀는 담홍설에 반대胖大하며 설태는 백활白滑하고 맥은 유濡하거나 무력하다.

이 증의 치법으로 건비이수健脾利水의 치법을 적용하며 대표적인 처방으로 삼령백출산蔘苓白朮散이 있다.

1.4 비폐기허증脾肺氣虛證

ICD-11 코드	SF7L	KCD-7 코드	없음

비폐기허증은 비와 폐 두 장부의 기가 모두 허한 증이다. 본 증은 해천咳喘이 오래되어 폐기肺氣가 손상된 상태에서 자장子臟의 병이 모장母臟에 미치는 병리기전에 따라 폐의 병이 비기에 영향을 주어 발생하거나 음식이 부절不節하여 비위脾胃가 손상을 받아 토土가 금金을 생生하지 못하여 비의 병이 폐에까지 파급됨으로써 발생한다.

국제표준질병사인분류 11판(ICD-11)에는 이 증이 '폐비양허증肺脾兩虛證(lung and spleen deficiency pattern)'이란 이름으로 등재되어 있으나 '비폐기허증'이 더 오래도록 사용되어 왔고 증의 핵심 병기病機를 더 정확히 표현하는 명칭이므로 본 교재에서는 '비폐기허증'으로 표기하였다.

식욕부진食欲不振, 납식감소納食減少, 복창腹脹, 변당便溏의 증상이 있으며 기침이 오래도록 그치지 않고 숨이 차며 청희淸稀한 가래를 토하고 안면과 하지의 부종, 성저聲低, 나언懶言, 신피神疲, 핍력乏力의 증상이 나타난다.

면색은 백색, 혀는 담홍색이고 설태는 백활白滑하며 맥은 무력하다.

이 증의 치법으로 보비익폐補脾益肺의 치법을 적용하며 대표적인 처방으로 육군자탕六君子湯이 있다.

1.5 비양허증脾陽虛證

ICD-11 코드	SF77	KCD-7 코드	U68.4

비양허증은 비양脾陽의 쇠약으로 운화運化 기능이 실조되고 내한內寒이 생긴 증이다. 이 증은 대부분 비기脾氣가 허한 것이 발전되어 생기는 것으로 음식 섭취가 고르지 않거나 날 것 또는 찬 것을 많이 먹거나 한량寒凉한 약물을 과용過用함으로써 비양脾陽이 손상 받아 발생한다.

식소食少, 복창腹脹, 복부냉통腹部冷痛이 있고 희온喜溫, 희안喜按의 반응을 보인다. 형한形寒, 지랭肢冷, 대변당박大便溏薄, 의기소침[氣怯], 구담불갈口淡不渴, 지체부종肢體浮腫, 소변불리小便不利가 나타난다. 여성에게서는 묽고 양이 많은 백대하가 나타난다.

설질舌質은 담눈淡嫩하고 설태는 백활白滑하며 맥은 침세沈細하거나 침지沈遲하다.

이 증의 치법으로 온보비양溫補脾陽의 치법을 적용하며 대표적인 처방으로 이중탕理中湯, 실비음實脾飮이 있다.

진단편

附: 비양허수범증脾陽虛水泛證

ICD-11 코드	없음	KCD-7 코드	없음

비양허수범증은 비양脾陽이 허쇠虛衰하여 온기가 잘 퍼지지 않아 수액水液이 정체된 증이다.

식소食少, 복창腹脹, 변당便溏, 외한畏寒, 지랭肢冷, 지체부종肢體浮腫이 있다. 때로 복수腹水가 보인다.

면색은 백白, 혀는 담홍淡紅하며 반대胖大하고 설태는 백활白滑하며 맥은 유濡하거나 무력하다.

이 증의 치법으로 온양이수溫陽利水의 치법을 적용하며 대표적인 처방으로 실비음實脾飮이 있다.

1.6 비신양허증脾腎陽虛證

ICD-11 코드	SF7M	KCD-7 코드	U79.4

비신양허증은 비脾와 신腎의 양기가 감소하여 몸 안에서 허한虛寒이 생긴 것으로서, 오랜 설사, 수종水腫, 허리와 복부의 냉통冷痛을 주요 표현으로 삼는 허한증虛寒證이다. 이 증은 오랜 설사로 비양脾陽이 손상되어 신양腎陽을 충실하게 유지하지 못하여 발생하거나, 수사水邪가 몸에 오래도록 머물러 신양腎陽이 손상되어 비양脾陽에 영향이 미침으로써 비와 신의 양기陽氣가 동시에 손상되어 발생한다.

허리, 무릎, 하복부에 냉통冷痛이 있고 추위를 싫어하며 사지가 차고 오래도록 설사, 이질을 앓고 오경설사五更泄瀉를 하거나 음식물이 소화되지 않는 변을 보거나 전신부종, 소변불리小便不利의 증상이 나타난다.

면색은 광백㿠白하고 혀는 담반淡胖하며 설태는 백활白滑하고 맥은 침지무력沈遲無力하다.

이 증의 치법으로 온보비신溫補脾腎의 치법을 적용하며 대표적인 처방으로 실비음實脾飮, 사신환四神丸이 있다.

1.7 비음허증脾陰虛證

ICD-11 코드	SF76	KCD-7 코드	U68.3

비음허증은 비음脾陰이 부족하여 비의 유양濡養, 운화運化 기능이 충실하지 못하게 된 증

이다. 음식부절飮食不節이나 기름진 것, 단 것, 매운 것, 구운 것의 과식이나 노권勞倦, 사려과도思慮過度, 한·토·하·온법汗吐下溫法의 지나친 사용으로 발생하며 비병脾病이 오랫동안 낫지 않아 발생하기도 한다.

식소食少, 식후복창食後腹脹, 대변비결大便秘結 또는 당결부조溏結不調, 구건口乾, 순조唇燥, 신체소수身體消瘦, 면색무화面色無華, 권태핍력倦怠乏力, 수족심열手足心熱이 나타난다.

혀는 홍색이고 건조하며[少津] 설태는 소태少苔 또는 무태無苔이고, 맥은 세삭무력細數無力하다.

이 증의 치법으로 자보비음滋補脾陰의 치법을 적용하며 대표적인 처방으로 가미비음전加味脾陰煎, 마자인환麻子仁丸이 있다.

1.8 비허혈휴증脾虛血虧證

ICD-11 코드	SF75	KCD-7 코드	없음

비허혈휴증은 비기脾氣가 허약하여 혈을 만들지 못하여 나타난 혈허血虛의 병증이다.

식소食少, 복창腹脹, 변당便溏, 두훈頭暈, 신피身疲가 나타나며 가임기 여성의 경우 경폐經閉, 월경 주기 연장[經行後期]이나 월경량 감소의 증상이 보인다.

면색은 창백蒼白하고 혀는 담백淡白하며 맥은 세細하고 무력하다.

이 증의 치법으로 보비양혈補脾養血의 치법을 적용하며 사용 가능한 처방으로 귀비탕歸脾湯이 있다.

1.9 비불통혈증脾不統血證

ICD-11 코드	SF74	KCD-7 코드	U68.2

비불통혈증은 비기脾氣가 허약하여 혈행血行을 통섭統攝하지 못해 각종 출혈 증상이 나타나는 증이다. 이 증은 오랜 병으로 기가 허해졌거나 노권과도勞倦過度로 인하여 비기脾氣가 손상되어 혈血을 통솔하지 못하여 발행한다.

변혈便血, 요혈尿血, 토혈吐血, 육혈鼻衄, 자반紫斑, 월경과다月經過多, 붕루崩漏 등과 같은 각종 만성 출혈과 식소食少, 변당便溏, 신피神疲, 핍력乏力, 단기短氣, 나언懶言의 증상이 나타난다.

면색은 위황萎黃하고 혀는 담홍淡紅하며 맥은 세細하고 무력하다.

이 증의 치법으로 보비익기補脾益氣, 섭혈귀경攝血歸經의 치법을 적용하며 대표적인 처방으로 귀비탕歸脾湯이 있다.

2. 비의 실증 및 허실협잡증

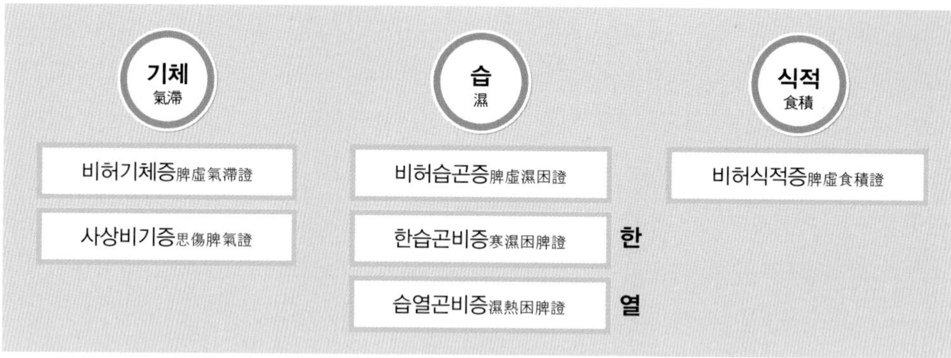

비계 병증/비의 실증 및 허실협잡증

2.1 비허기체증脾虛氣滯證

ICD-11 코드	SF72	KCD-7 코드	없음

비허기체증은 비기가 허약해지고 기의 운행이 조체阻滯된 허실착잡虛實錯雜의 증이다. 식생활이 절제되지 않았을 때 많이 발생하고 피로가 누적되어 비장이 내상內傷하거나 오랜 병으로 허약해졌을 경우, 또는 잘못된 약을 먹었을 경우에 발생한다.

위완부胃脘部가 답답하고 배가 팽만하며 은은한 통증이 이어지고 따뜻한 것과 누르는 것을 좋아하고 식욕이 없으며 딸꾹질[呃逆]과 트림[噯氣]이 나온다. 심하면 오심 구토가 있고 몸이 피곤하며 기운이 없고 대변이 무르며 시원하게 나오지 않는다.

설질은 담백淡白하고 설태는 박백薄白하며 맥은 세현細弦하다.

이 증의 치법으로는 이기건비理氣健脾의 방법을 적용하며 적용 가능한 처방으로는 소요산逍遙散이 있다.

2.2 사상비기증思傷脾氣證

ICD-11 코드	SF7K	KCD-7 코드	없음

사상기비증은 사려와 걱정이 깊어 비기가 울체鬱滯되고 소모되는 일종의 기체증氣滯證이다.

정신이 어리석고 답답하며 활발하지 못하고 식욕이 없으며 흉협과 완복脘腹이 창민脹悶

하고 자주 한숨을 쉬며 대변이 시원하게 나오지 않는다.

맥은 현弦하다.

이 증에 대한 치법과 처방은 비허기체증에 준한다.

2.3 비허습곤증脾虛濕困證

ICD-11 코드	SF79	KCD-7 코드	없음

비허습곤증은 비기가 허약하고 습탁濕濁이 체내에 정체된 한열 중립의 이습증裏濕證이다. 비기가 부족하여 수습이 운송되지 못함으로써 습이 적체되어 비장 기능에 장애를 일으킨 증이다.

완복비민脘腹痞悶하고 완복부에 은은한 통증이 있으며 식사량이 감소하거나 식욕이 없고 구점口粘, 오심惡心, 구토嘔吐, 대변당박大便溏薄, 두중頭重 및 지체곤중肢困身重의 증상이 있으며 심한 경우에는 지체부종肢體浮腫, 소변불리小便不利가 나타난다. 여성의 경우에는 백대하白帶下의 증가가 있다.

면색은 위황萎黃하고 탁하며 어둡다[晦滯]. 혀는 담반淡胖하고 태는 백활白滑 혹 백니白膩하며 맥은 유완濡緩하다.

이 증의 치법으로는 화습화중化濕和中의 방법을 적용하며 대표적인 처방으로는 삼령백출산參苓白朮散이 있다.

2.4 한습곤비증寒濕困脾證

ICD-11 코드	SF7B	KCD-7 코드	U68.5

한습곤비증은 한습이 내성內盛하여 비양脾陽이 제약을 받게 된 한증寒證 범주의 이습증裏濕證이다. 주거 환경이 습하고 비가 잦아 한습寒濕이 침범한 경우, 또는 날것과 찬 것을 과식하여 한습이 중초에 정체될 경우에 발생한다. 또는 내생內生의 습이 비장의 양기를 억제하여 발생하기도 한다.

완복脘腹이 창민脹悶하고 입이 미끈거리며[口膩] 납매納呆, 오심惡心, 구담불갈口淡不渴, 복통腹痛, 변당便溏, 두중頭重, 신체곤중頭身困重의 증상이 나타난다. 때로 지체부종肢體浮腫, 소변단소小便短少, 신목발황身目發黃의 증상이 나타난다. 여성의 경우 백대하白帶下의 증가가 있다.

면색은 어둡고[面色晦暗] 윤기가 없다[不澤]. 설체는 담반淡胖, 태는 백활白滑 혹 백니白膩하고 맥은 유완濡緩 혹 침세沈細하다.

이 증의 치법으로는 온중산한溫中散寒, 건비화습健脾化濕의 방법을 적용하며 대표적인 처방으로는 위령탕胃苓湯, 이령탕理苓湯(張氏醫通)이 있다.

2.5 습열곤비증濕熱困脾證

ICD-11 코드	SF78	KCD-7 코드	U68.6

습열곤비증은 습열濕熱이 내온內蘊하여 비의 운화運化에 장애가 나타난 이습증裏濕證이다. 외감습열外感濕熱로 인해 유발되거나 비기허약脾氣虛弱으로 인해 습사가 중초에 누적되어 열로 전화됨으로써 발현되며 단 음식, 기름진 음식, 술을 과도하게 섭취하여 습열이 내생內生, 비위에 적체되어 발생하기도 한다.

완복창민脘腹脹悶, 납매納呆, 오심惡心, 구점口粘, 구니口膩의 증상이 나타난다. 갈증이 있으나 물을 많이 마시지는 않는다[渴不多飮]. 손발이 무거우며[肢體困重] 미열이 있어 환자의 체표를 손으로 지그시 눌러보면 열이 확인된다[身熱不揚]. 땀이 나도 열이 풀리지는 않는다[汗出熱不解]. 변이 무르고 상쾌하지 않으며[便溏不爽] 소변은 단황短黃하다. 피부의 가려움증이 나기도 한다.

얼굴과 눈에 누런 빛이 선명하며 설질은 홍紅, 태는 황니黃膩, 맥은 유삭濡數 또는 활삭滑數하다.

이 증의 치법으로는 청리비장습열淸利脾臟濕熱의 방법을 적용하며 대표적인 처방으로는 중만분소환中滿分消丸(蘭室秘藏)이 있다.

2.6 비허식적증脾虛食積證

ICD-11 코드	SF73	KCD-7 코드	없음

비허식적증은 비의 운화運化가 충실하지 못하여 위장관에 식적食積이 발생한 본허표실本虛標實 성격의 증이다. 이 증은 체질적으로 소화 능력이 약해 발생할 수도 있고 음식물에 주의하지 않거나 섭취하는 음식물의 한열이 적절하지 않아 발생한다. 노인과 신체 쇠약자에게 많이 보인다.

평소에 식소食少, 복창腹脹, 설사의 증상이 있으며 음식물을 조금만 조심하지 않아도 썩은 냄새가 나는 애기噯氣나 탄산呑酸 증상이 나타난다. 대변도 냄새가 심하다.

혀는 담백설淡白舌, 설태는 이태膩苔가 나타난다.

이 증의 치법으로는 건비소식도체健脾消食導滯의 방법을 적용하며 대표적인 처방으로는 건비환健脾丸(醫方集解)이 있다.

3. 위의 증

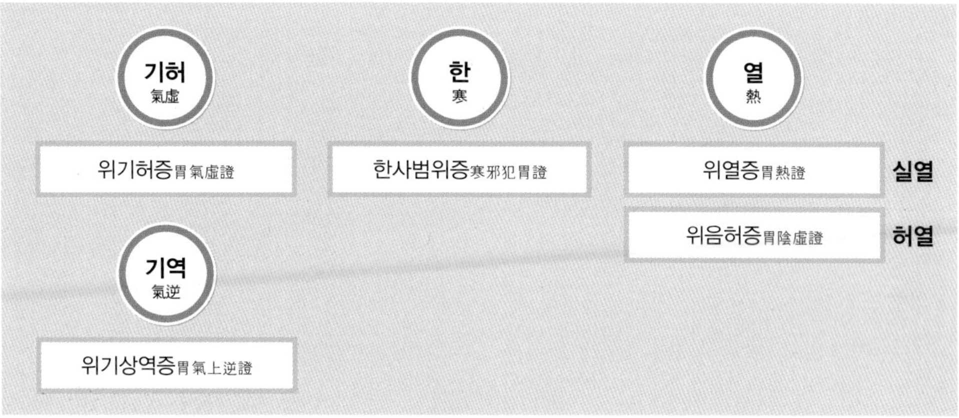

비계 병증/위의 증

3.1 위기허증胃氣虛證

ICD-11 코드	SF7C	KCD-7 코드	U73.0

위기허증은 위기胃氣가 취약하여 납식納食, 소마消磨의 작용에 장애가 발생한 증이다. 주요 원인은 무절제한 식생활이며 과도한 노권勞倦에 의해서도 발생하고 오래된 병이나 다른 장부의 영향을 받아 발생기도 한다.

위완은통胃脘隱痛, 위완비창胃脘痞脹이 있다. 희안喜按의 반응을 보이며 음식을 섭취하면 통증이 완화된다. 식욕부진, 식후복창食後腹脹, 구담불갈口淡不渴, 애기噯氣, 신피神疲, 체권體倦, 단기短氣, 나언懶言의 증상이 나타난다.

면색은 위황萎黃하고 설질은 담백淡白하며 설태는 박백薄白하고 맥은 무력無力하다.

이 증의 치법으로는 보익위기補益胃氣의 방법을 적용하며 대표적인 처방으로는 황기건중탕黃芪建中湯이 있다.

3.2 위기상역증胃氣上逆證

ICD-11 코드	SF7D	KCD-7 코드	U73.4

위기상역증은 위기胃氣가 화강和降하지 못하고 상역上逆하여 구토, 딸꾹질, 트림 등이 나타나는 증이다. 외감육음外感六淫, 내상칠정內傷七情과 식생활의 무절제가 비위의 장애를 초래, 위기가 통강通降하지 못하게 되어 나타난다.

불사음식不思飮食, 완복창통脘腹脹痛, 오심惡心, 구토嘔吐, 애기噯氣, 애역呃逆, 조잡嘈雜, 오노懊憹, 탄산呑酸, 토산吐酸의 증상이 나타난다.

설태는 박백薄白 혹 백니白膩하고 맥은 현활弦滑하다.

이 증의 치법으로는 화위강역和胃降逆의 방법을 적용한다. 대표적인 처방으로는 반하후박탕半夏厚朴湯, 오마음자五磨飮子(醫方考)가 있다.

3.3 한사범위증寒邪犯胃證

ICD-11 코드	SF7H	KCD-7 코드	U73.0 (위한증)

한사범위증은 한사寒邪가 위완부胃脘部를 침범하여 위기胃氣가 화강和降하지 못하는 한실증寒實證이다. 외부의 한사가 위를 범한 것이 주된 원인이며 식사가 무절제하거나 날 것을 많이 먹었을 때, 찬 성질의 약을 과용하였을 때도 발생한다.

위완냉통胃脘冷痛, 구토嘔吐(泛吐淸水), 애역呃逆, 외한畏寒, 지랭肢冷이 있으며 더운 음식을 편하게 여기고 복진에서 거안拒按의 반응을 보인다.

혀는 담백설淡白舌, 설태는 백태白苔이며 맥은 지완遲緩 혹 현완弦緩하다.

이 증의 치법으로는 온위산한溫胃散寒의 방법을 적용하며 대표적인 처방으로는 양부환良附丸이 있다.

3.4 위열증胃熱證

ICD-11 코드	SF7F	KCD-7 코드	U73.3

위열증은 위에 화열火熱이 치성熾盛한 실열증實熱證이다. 체외에서 침입한 사기가 열로 화하여 위를 범하거나 맵고 뜨거운 음식의 과식으로 발생하고 칠정七情의 이상으로 발생한 화열이 위를 침범하여 나타나기도 한다.

위완작통胃脘灼痛, 조잡嘈雜, 탄산呑酸, 소곡선기消穀善飢(혹은 식입즉토食入即吐), 구고口苦, 구취口臭, 치은종통齒齗腫痛, 치은출혈[齒衄], 대변비결大便秘結, 소변단적小便短赤이 나타나며 복진에서 거안拒按의 반응을 보이고 차가운 음식과 찬물을 선호한다.

설질은 홍紅하고 설태는 황黃하며 맥은 활삭滑數하다.

이 증의 치법으로는 청위사화淸胃瀉火의 방법을 적용하며 청위산가미방淸胃散加味方을 사용할 수 있다.

3.5 위음허증胃陰虛證

ICD-11 코드	SF7E	KCD-7 코드	U73.1

위음허증은 음액이 소모되어 위의 유윤濡潤, 화강和降이 이루어지지 못하는 허열증虛熱證이다. 진액부족津液不足 증상만 뚜렷하고 허열虛熱 표현이 분명하지 않으면 위조진휴증胃燥津虧證이라고 칭한다.

환자는 허기를 느끼지만 잘 먹으려 하지 않는다[飢不欲食]. 조잡嘈雜, 완복비민脘腹痞悶 혹 창민脹悶, 완복은은작통脘腹隱隱作痛, 오심惡心, 건구乾嘔, 구조口燥, 인건咽乾, 대변건결大便乾結, 소변단소小便短少의 증상이 나타난다.

혀는 홍설紅舌에 소태少苔, 소진少津을 나타내며 맥은 세삭細數하다.

이 증의 치법으로는 청양위음淸養胃陰, 화위강역和胃降逆의 방법을 적용한다. 대표적인 처방으로는 익위탕益胃湯이 있다.

4-4 폐계병증肺系病證

1. 폐의 허증

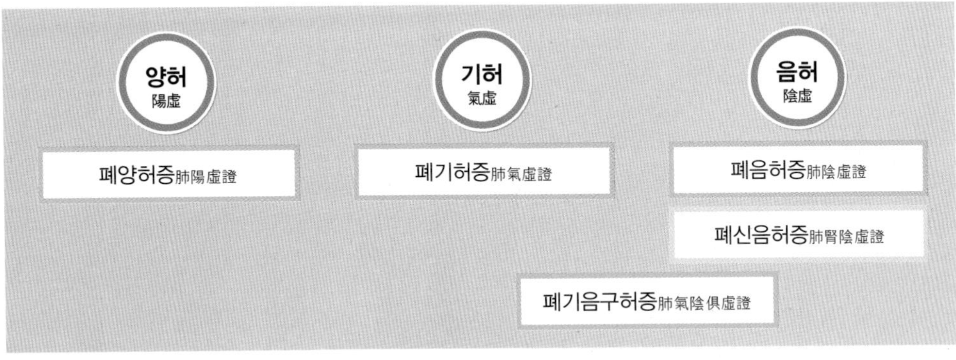

폐계 병증/폐의 허증

1.1 폐양허증肺陽虛證

ICD-11 코드	SF84	KCD-7 코드	U69.2

폐양허증은 오래된 기침[久咳]으로 인해 폐의 기氣가 모손되어 양陽에까지 문제가 급되거나 평소에 양허陽虛한 상태에서 폐기가 손상된 증證이다.

해천무력咳喘無力하고 형한지랭形寒肢冷하며 움직이면 기단氣短한 증상이 나타난다. 신피소기神疲少氣, 성음저겁聲音低怯, 자한自汗 증상이 보이고 묽은 가래도 출현한다[痰清稀].

면색面色은 광백㿠白하며 혀는 담백淡白하고 설태는 박태薄苔, 맥은 무력無力하다.

이 증의 치법으로 온보폐양溫補肺陽의 치법을 적용한다. 적용 가능한 처방으로 감초건강탕甘草乾薑湯 또는 영감오미강신탕苓甘五味薑辛湯 등이 있다.

1.2 폐기허증肺氣虛證

ICD-11 코드	SF7F80	KCD-7 코드	U69.0

폐기허증은 폐기肺氣가 허약하여 숙강肅降 작용에 문제가 생긴 것으로, 오래된 기침[久咳]으로 인해 폐가 손상되거나나은 평소 허약하여 폐기가 부족하거나 비장이 운화運化 작용을 하지 못해 수곡水穀의 자양분을 폐로 공급하지 못하여 폐기가 허해짐으로 인해 바깥을 호위[衛外]하는 기능이 실조된 것이다.

면색광백面色㿠白하고 해천무력咳喘無力하며, 움직이면 호흡이 짧아지는 증상이 나타난다. 더불어 자한自汗, 파냉怕冷, 정신권태精神倦怠, 성음저겁聲音低怯, 단기나언短氣懶言의 증상이 보이며 묽은 가래가 나타나기도 한다.

혀는 담백淡白하고 설태는 백白, 맥은 무력無力하다.

이 증의 치법으로 보익폐기補益肺氣의 치법을 적용한다. 적용 가능한 처방으로 옥병풍산玉屛風散, 보중익기탕補中益氣湯 등이 있다.

1.3 폐음허증肺陰虛證

ICD-11 코드	SF81	KCD-7 코드	U69.1

폐음허증은 폐음肺陰이 손상되어 양陽을 조절하지 못해 허화虛火가 내치內熾함으로써 건해乾咳, 소담少痰, 조열潮熱, 도한盜汗 등의 증상이 나타나는 증이다. 오랜 투병, 과로 또는 사열온폐邪熱蘊肺로 진액이 마르고 소모되어 폐음肺陰이 손상되어 발생한다.

건해乾咳, 소담少痰, 구건口乾, 인조咽燥, 조열潮熱, 도한盜汗, 단기短氣 증상과 더불어 오후에 관골 부위가 붉어지는 증상[午後顴紅]이 나타난다. 또한 가래가 적고 조밀해지고 간혹 피가 나오며 오심번열五心煩熱, 형체소수形體消瘦, 목이 쉬어 소리가 안 나오는 증상[聲音嘶啞]도 나타난다.

혀는 홍강紅絳하고 소진少津하며, 맥은 세삭細數하다.

이 증의 치법으로 자음강화滋陰降火의 치법을 적용하며 대표적인 처방으로 양음청폐탕養陰清肺湯(重樓玉鑰)이 있다.

1.4 폐신음허증肺腎陰虛證

ICD-11 코드	SF82	KCD-7 코드	U79.6

폐신음허증은 폐肺와 신腎 두 장의 음액陰液이 휴허虧虛하여 허열내요虛熱內擾함으로 인해 건해乾咳, 소담少痰, 요산腰酸, 유정遺精 등의 증상이 발생한 증이다. 조열燥熱 혹은 구병천해久病咳喘로 인한 폐음肺陰의 손상이 오래도록 지속되어 신腎에 미치거나 방로과다房勞過多로 신음腎陰이 손상損傷되어 상부를 자윤滋潤하지 못해 신腎과 폐肺가 모두 허해짐으로써 발생한다.

기침이 나고, 소량의 가래가 있다. 때로 가래에 피가 섞여 나온다. 성음시아聲音嘶啞, 요슬산연腰膝酸軟, 형체소수形體消瘦, 구조口燥, 인건咽乾, 골증조열骨蒸潮熱, 도한盜汗, 권홍顴紅 증상이 나타난다. 또한 남성의 경우 유정遺精이, 여성의 경우 월경량의 감소[經少]가 나타나기도 한다.

혀는 홍설紅舌이고 설태는 소태少苔이며 맥은 세삭細數하다.

이 증의 치법으로 자양폐신滋養肺腎의 치법을 적용하며 치료 처방의 예로 백합고금탕百合固金湯이 있다.

1.5 폐기음구허증肺氣陰俱虛證

ICD-11 코드	SF83	KCD-7 코드	U69.3

폐기음구허증은 폐기肺氣가 허약虛弱함과 동시에 폐의 음액陰液이 부족한 증이다. 노권상勞倦傷 또는 오래된 해천咳喘으로 청윤숙강清潤肅降의 작용에 장애가 생겨 나타나는 예가 많다.

움직이면 호흡이 짧아지고[動則氣短], 성음시아聲音嘶啞, 해천무력咳喘無力, 구조口燥, 인건咽乾,

자한自汗, 도한盜汗, 오심번열五心煩熱, 신피소기神疲少氣, 면색무화面色無華, 양권홍적兩顴紅赤, 형체소수形體消瘦, 오후조열午後潮熱이 나타나며 소량의 진한 가래가 보이거거나 가래에 피가 섞여 나오는 증상이 나타난다.

혀는 담백淡白하거나 눈홍嫩紅하고 맥은 세무력細無力하다.

이 증의 치법으로 보익폐기補益肺氣, 자음윤폐滋陰潤肺의 치법을 적용하며 치료 처방의 예로 생맥산生脈散과 백합고금탕百合固金湯이 있다.

2. 폐의 실증

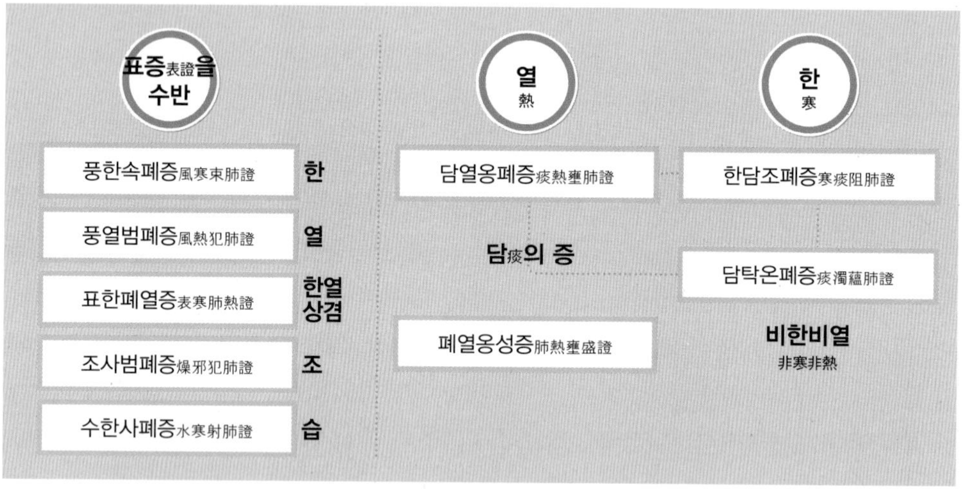

폐계 병증/폐의 실종

2.1 풍한속폐증風寒束肺證

ICD-11 코드	SF8C	KCD-7 코드	U70.0

풍한속폐증은 외감풍한外感風寒으로 폐기肺氣가 속박束縛되어 나타나는 증이다.

기침[咳嗽], 묽은 가래[咯痰清稀], 코막힘[鼻塞], 맑은 콧물[鼻流清涕], 낮은 목소리[聲重], 재채기[噴嚏]와 두통頭痛, 오한惡寒, 발열發熱이 나타나며 땀은 나지 않고[無汗] 온몸이 시큰거리며 아프다[周身疼楚].

설태는 박백薄白하고 맥은 부긴浮緊하다.

이 증의 치법으로 선폐산한宣肺散寒, 지해화담止咳化痰의 치법을 적용하며 대표적인 처방으로 행소산杏蘇散, 마황탕麻黃湯이 있다.

2.2 풍열범폐증風熱犯肺證

ICD-11 코드	SF8A	KCD-7 코드	U70.1

풍열범폐증은 풍열風熱로 인하여 폐의 선발宣發 작용에 장애가 나타난 증이다. 풍열風熱에 외감外感되어 직접 이 증이 발현될 수도 있고 풍한風寒에 외감된 후 한이 울체鬱滯되어 열로 변화하여 폐를 침습함으로써 발생할 수도 있다.

기침과 황색의 농축된 가래[痰稠色黃], 코막힘[鼻塞], 누런 콧물[鼻流黃濁涕]이 있고 신열身熱, 구건口乾, 인통咽痛, 가벼운 오한[微惡風寒]이 나타난다.

혀 끝이 붉고[舌尖紅], 설태는 박백태薄白苔이나 약간의 황태가 섞이며 맥은 부삭浮數하다.

이 증의 치법으로 소풍청열疏風清熱, 숙폐화담肅肺化痰, 지해평천止咳平喘의 치법을 적용하며 상국음桑菊飮을 가감하여 처방한다.

2.3 표한폐열증表寒肺熱證

ICD-11 코드	SF87	KCD-7 코드	없음

표한폐열증은 한사寒邪가 체표에 머무름과 동시에 열사熱邪가 폐에 틀어 막힌 표한리열表寒裏熱의 증이다. 이 증은 폐열내온肺熱內蘊의 상황에서 다시 풍한風寒에 노출되어 발생하거나 표한表寒이 아직 풀리지 않았는데 사기가 내부로 들어가 열로 변화하여 폐열이 표한에 감싸인 형국을 조성함으로써 발생한다. 태양표사박폐증太陽表邪迫肺證(마행감석탕증麻杏甘石湯證), 태양표한리열증太陽表寒裏熱證(대청룡탕증大青龍湯證), 태양표울내열증太陽表鬱內熱證(계지이월비일탕증桂枝二越婢一湯證) 등이 이 증의 범위에 포함된다.

오한惡寒, 발열發熱, 신통身痛, 두통頭痛, 자한自汗, 번조煩躁, 구갈口渴, 기천氣喘, 성중聲重, 비익선동鼻翼煽動, 인후통咽喉痛과 함께 기침[咳嗽]과 황색의 진한 가래[痰黃稠], 코막힘[鼻塞]이 나타난다. 소변은 진하고[尿黃] 대변은 건조하며 변비 경향이 있다.

혀는 홍설紅舌, 설태는 백태白苔 또는 박황태薄黃苔, 맥은 부삭浮數하거나 삭數하다.

이 증의 치법으로 해표청리解表淸裏, 화담평천化痰平喘의 치법을 적용하며 대표적인 처방으로 마행감석탕麻杏甘石湯, 대청룡탕大青龍湯, 계지이월비일탕桂枝二越婢一湯이 있다.

2.4 조사범폐증燥邪犯肺證

ICD-11 코드	SF8D	KCD-7 코드	U70.2

조사범폐증은 조사燥邪에 외감外感되거나 풍열風熱이 조燥로 변화하여 폐음肺陰을 손상한 증이다. 온조溫燥와 양조凉燥의 구분이 있다.

마른 기침[乾咳]과 함께 소량의 가래 또는 끈적해서 뱉기 어려운 가래가 있으며[痰粘難咯], 가래에 혈액이 보인다[痰中帶血]. 입, 입술, 코, 인후가 건조하고 코피를 쏟거나 객혈咯血을 하기도 한다. 발열發熱, 미오풍한微惡風寒, 무한無汗 또는 소한少汗, 흉통胸痛, 변건便乾, 요소尿少의 증상이 동반된다.

설태는 박태薄苔에 설면이 건조하며 맥은 부삭浮數하거나 부긴浮緊하다.

이 증의 치법으로 신개온윤辛開溫潤하거나 양폐윤조자음養肺潤燥滋陰하는 방법을 적용하며 온조溫燥인 경우에는 상행탕桑杏湯 가감방, 양조凉燥인 경우 행소산杏蘇散 가감방을 사용할 수 있다.

附: 수한사폐증水寒射肺證

ICD-11 코드	없음	KCD-7 코드	없음

수한사폐증은 한사와 수음水飮이 폐를 침범하여 폐의 선발宣發 장애와 폐에서의 한수寒水의 역조逆阻가 야기된 증이다. 수한사폐증은 국제표준질병인분류 11판(ICD-11)에 등재되어 있지 않은 증이지만 조사범폐증과 대비되는 병태로서, 아울러 폐의 수음水飮 병태로서 임상적 의의를 지닌 증이다.

기침을 하며 숨이 가빠서 눕지 못한다[喘促不得臥]. 다량의 가래가 있되 묽으면서 백색이다[痰多稀白]. 사지부종四肢浮腫, 흉협만민胸脇滿悶, 소복창만少腹脹滿, 요부냉통腰部冷痛, 경슬냉감脛膝冷感, 요소尿少, 오한惡寒, 발열發熱, 무한無汗, 신통身痛의 증상이 있다.

설태는 박백태薄白苔이고 습윤하며 때로 백니태白膩苔가 보인다. 맥은 부긴맥浮緊脈 또는 현긴맥弦緊脈이 나타난다.

이 증의 치법으로 온폐화음溫肺化飮, 조양이수助陽利水의 치법을 적용하며 소청룡탕합小靑龍湯과 진무탕眞武湯의 합방을 사용할 수 있다.

2.5 담탁온폐증痰濁蘊肺證

ICD-11 코드	SF86	KCD-7 코드	없음

담탁온폐증은 담탁痰濁이 저류瀦留하여 폐기肺氣를 막아 폐가 선발宣發, 숙강肅降 기능을 잃게 된 증이다.

흉가 만민滿悶하고 단기短氣, 기천氣喘이 있다. 움직이면 더 심해진다. 가래가 있되 백색이고 끈끈하며 거품이 나타나기도 한다. 외풍畏風, 자한自汗, 완복비민脘腹痞悶, 납소納少, 권태倦怠, 핍력乏力 증상이 수반된다.

혀는 어두운 색이고 설태는 박니태薄膩苔 또는 탁니태濁膩苔가 나타나며 맥은 세활細滑하다.

이 증의 치법으로 화담강기化痰降氣, 건비익폐健脾益肺의 치법을 적용하며 소자강기탕蘇子降氣湯과 삼자양친탕三子養親湯의 합방을 가감하여 사용할 수 있다.

2.6 한담조폐증寒痰阻肺證

ICD-11 코드	SF85	KCD-7 코드	U70.3

한담조폐증은 한사寒邪와 담탁痰濁이 서로 얽혀서 기도를 막아 폐의 선발宣發, 숙강肅降 기능이 상실된 증이다. 평소 담질痰疾이 있는데, 한사寒邪가 침입하여 폐에 머무르게 되는 것이 한 가지 원인이다. 또한 풍습風濕에 외감外感된 후 사기가 폐로 이행하여 담痰으로 변환되어 나타나거나 비양脾陽이 부족하여 한寒이 내생內生하고 습濕이 결집되어 담痰을 생성, 이것이 위로 폐를 침범하여 나타나기도 한다.

해수咳嗽, 객담喀痰의 증상이 있다. 가래는 희고 묽으며 담의 양이 비교적 많고 상대적으로 뱉어내기 쉬운 편이다. 목에서 가래 소리가 나고[喉中痰鳴] 숨이 가빠 위를 보고 눕지 못한다[喘促不能平臥]. 형한形寒, 외랭畏冷, 흉격만민胸膈滿悶의 증상이 동반된다.

설태는 백니白膩하며 맥은 침지沈遲하다.

이 증의 치법으로 온폐산한溫肺散寒, 조습화담燥濕化痰의 치법을 적용하며 치료 처방의 예로는 사간마황탕射干麻黃湯, 복령감초오미건강세신탕茯苓甘草五味乾薑細辛湯이 있다.

2.7 담열옹폐증痰熱壅肺證

ICD-11 코드	SF89	KCD-7 코드	U70.4

담열옹폐증은 담痰과 열熱이 서로 결합하여 폐에 틀어막힘으로써 폐가 선발宣發, 숙강肅降하는 작용에 장애가 초래된 실열증實熱證이다. 외사外邪가 폐에 침입하여 열로 화해 폐의 음진陰津을 전오煎熬하여 담을 형성하거나 원래 담이 많은 사람에게서 오래된 담이 열로 변해 담과 열이 상호 결합, 폐락肺絡을 막아 이 증이 발생한다.

해수咳嗽, 객담咯痰의 증상이 있다. 고름과 피가 섞이고 비린내가 나는 가래를 뱉는다. 가래의 색은 누렇고 끈적하며 양이 많다. 흉민胸悶, 기천氣喘, 기조氣粗, 비익선동鼻翼煽動, 후중담명喉中痰鳴이 나타난다. 번조煩躁, 불안不安, 발열發熱, 구갈口渴, 흉통胸痛, 대변비결大便秘結, 소변단적小便短赤의 증상이 수반된다.

혀는 홍설紅舌, 설태는 황니태黃膩苔이며 맥은 활삭滑數하다.

이 증의 치법으로 청열화담淸熱化痰, 하기지해下氣止咳의 치법을 적용하며 청기화담환淸氣化痰丸을 가감하여 사용할 수 있다.

2.8 폐열옹성증肺熱壅盛證

ICD-11 코드	SF88	KCD-7 코드	없음

폐열옹성증은 풍온風溫이 체내로 들어가 열로 변화하여 폐에 열사熱邪가 창궐함으로써 폐의 선발宣發, 숙강肅降 작용에 장애가 나타나는 실열증實熱證이다.

발열發熱, 한출汗出, 구갈口渴, 해수咳嗽, 흉민胸悶, 흉통胸痛이 있으며 기도의 소통이 원활하지 못하여 기천氣喘, 기조氣粗, 비익선동鼻翼煽動이 나타난다. 변건便乾, 요황尿黃의 증상이 동반된다.

혀는 홍설紅舌, 설태는 황태黃苔이며 맥은 삭맥數脈이 나타난다.

이 증의 치법으로 청열선폐평천淸熱宣肺平喘의 치법을 적용하며 치료 처방의 예로는 마행감석탕麻杏甘石湯이 있다.

3. 대장의 증

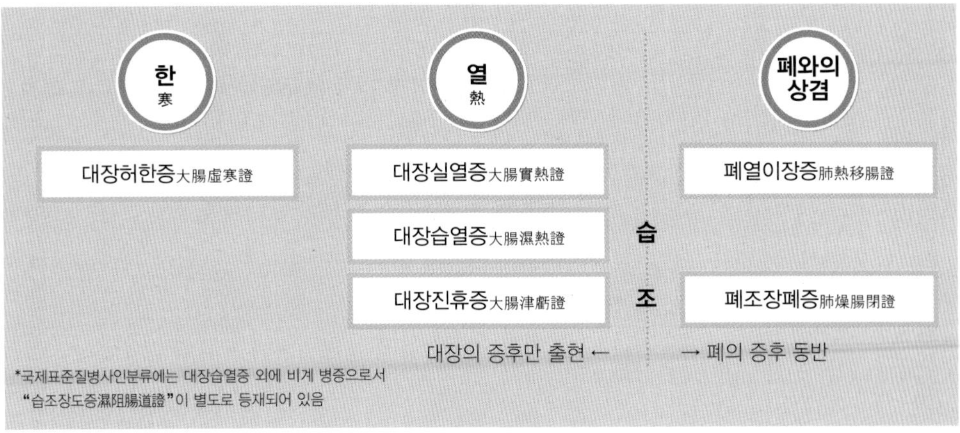

폐계 병증/대장의 증

3.1 대장허한증大腸虛寒證

ICD-11 코드	SF8J	KCD-7 코드	U74.1

대장허한증은 대장의 양기陽氣가 쇠약해져 대장의 전도傳導 기능이 소실됨으로써 대변활탈大便滑脫을 중심으로 하는 양허陽虛 증상이 나타나는 증이다. 설사가 오래 지속되어 명문화命門火가 쇠衰하여 나타나거나 차가운 음식을 과식하여 비위脾胃의 양기가 손상되어 나타나거나 오랜 병으로 양기가 손상을 받아 대장이 허약하게 되어 한사寒邪가 체내에 머물게 되어 나타난다.

설사 또는 변당便溏과 대변실금大便失禁이 있고 심하면 설사가 그치지 않으며[下利無度], 완만한 복통[腹痛隱隱]이 있되 복진 시 희온喜溫, 희안喜按의 반응을 보인다. 장명腸鳴, 탈항脫肛, 사지불온四肢不溫, 외한畏寒, 신피神疲 증상이 동반된다.

혀는 담백설淡白舌, 설태는 백활태白滑苔이며 맥은 침지沈遲 혹은 침세무력沈細無力하다.

이 증의 치법으로 온중익기溫中益氣, 삽장고탈澁腸固脫의 치법을 적용하며 치료 처방의 예로는 진인양장탕眞人養臟湯, 보중익기탕補中益氣湯이 있다.

3.2 대장실열증大腸實熱證

ICD-11 코드	SF8B	KCD-7 코드	U74.3

대장실열증은 열사熱邪가 대장에 맺혀 조시燥屎가 형성되고 통변通便에 장애가 나타나는 증이다. 음식을 무절제하게 섭취하여 습이 발생하고 열이 응결하여 나타나며 외사가 침입해 열로 변화하거나 오지五志가 화火로 변화한 것이 원인이 되기도 한다.

대변비결大便秘結과 함께 복만창통腹滿脹痛이 있고 거안拒按의 반응을 보인다. 발열發熱, 구갈口渴, 항문작열肛門灼熱, 소변단적小便短赤의 증상이 동반된다.

혀는 홍설紅舌이고 설태는 황태黃苔이며 건조하다. 맥은 침실유력沈實有力하다.

이 증의 치법으로 설열통변泄熱通便의 치법을 적용하며 대표적인 처방으로 대승기탕大承氣湯이 있다.

3.3 대장습열증大腸濕熱證

ICD-11 코드	SF8G	KCD-7 코드	U74.2

대장습열증은 습열濕熱이 장도腸道를 막아 대장의 전도傳導 기능이 상실되어 복통, 설사 등 장도의 습열 증상이 나타나는 증이다. 여름에 서습열독暑濕熱毒이 침습하거나 불결한 음식을 섭취함으로써 습열과 예탁지기穢濁之氣가 장도에 쌓여 기혈氣血을 상하게 하여 이 증이 발현된다.

복통, 설사가 있고 설사의 색이 누렇고 악취를 풍긴다. 물과 같은 형태로 내리 쏟는 설사가 나타나도 한다. 때로는 고름과 피가 섞인 적·백의 이질이 나타난다. 항문작열肛門灼熱, 이급후중裏急後重, 구갈口渴, 소변단적小便短赤, 흉완만민胸脘滿悶, 납매納呆, 오심惡心, 구토嘔吐, 오한발열惡寒發熱 또는 단열불한但熱不寒이 나타난다.

혀는 홍설紅舌, 설태는 황니태黃膩苔이며 맥은 활삭滑數하거나 혹은 유삭濡數하다.

이 증의 치법으로 청리습열淸利濕熱의 치법을 적용하며 치료 처방의 예로는 작약탕芍藥湯(素問病機氣宜保命集), 백두옹탕白頭翁湯이 있다.

3.4 폐열이장증肺熱移腸證

ICD-11 코드	SF8B	KCD-7 코드	없음

폐열이장증은 폐열肺熱이 항진되면서 장腸이 전도傳導 기능을 잃게 되어 나타나는 실열

증實熱證이다. 외사가 폐를 침범하여 울체된 사기가 열로 화합으로써 이 증이 발생한다.

신열身熱, 구갈口渴, 해수咳嗽, 기천氣喘, 대변비결大便秘結 또는 악취와 열감을 동반한 황색의 설사[下利色黃熱臭], 항문작열肛門灼熱, 심번心煩, 구건口乾, 소변단적小便短赤의 증상이 나타나며 때로 복창腹脹, 복통腹痛이 동반된다.

면색은 붉고[面赤] 혀도 홍설紅舌이며 설태는 황니黃膩하거나 황활黃滑하고 맥은 활삭滑數하다.

이 증의 치법으로 청폐사장淸肺瀉腸의 치법을 적용하며 대표적인 처방으로 상백피탕桑白皮湯이 있다.

3.5 폐조장폐증肺燥腸閉證

ICD-11 코드	SF8E	KCD-7 코드	없음

폐조장폐증은 폐가 건조하고 진액이 마르면서 장도가 폐색되어 폐, 대장에 동시에 증상이 나타나는 증이다. 이 증은 가을의 조사燥邪가 폐를 침범한 것이 대표적인 원인이다.

기침을 하나 기침을 해도 시원하지 않고[咳嗽不爽] 다량의 가래가 있다. 복창腹脹과 대변비결大便秘結, 구갈口渴, 기천氣喘이 나타난다.

혀는 홍설紅舌, 설태는 이태膩苔이며 설면이 건조하다. 맥은 침활沈滑하다.

이 증의 치법으로 청열폐설열공하淸肺泄熱攻下의 치법을 적용하며 대표적인 처방으로 선백승기탕宣白承氣湯(溫病條辨)이 있다.

3.6 대장진휴증大腸津虧證

ICD-11 코드	SF8B	KCD-7 코드	U74.0

대장진휴증은 진액이 휴손虧損되고 대장이 유윤濡潤, 전도傳導의 기능을 상실하여 변비, 배변 곤란과 같은 진액 휴손 증상이 나타나는 증이다. 열병 후기에 음액이 소모되고 위음胃陰이 부족하여 윤장潤腸이 이루어지지 못하거나 고령으로 진액이 고갈되어 발생한다. 산후의 혈허血虛로 대장의 진액이 휴손되어 나타나기도 한다.

대변이 굳고 풀리지 않으며 때로는 모양이 토끼똥과 같다. 구건口乾, 인조咽燥, 두훈頭暈, 목현目眩, 신피神疲, 핍력乏力 증상이 있고 입에서 더러운 냄새가 난다[口中臭穢].

혀는 홍설紅舌이며 설태는 건조하다[苔燥少津]. 맥은 세삭細數하거나 삽澁하다.

이 증의 치법으로 사열윤장통변瀉熱潤腸通便의 치법을 적용하며 치료 처방의 예로는 청조

윤장탕清燥潤腸湯(醫醇賸義)이 있다.

4-5 신계병증腎系病證

1. 신의 증

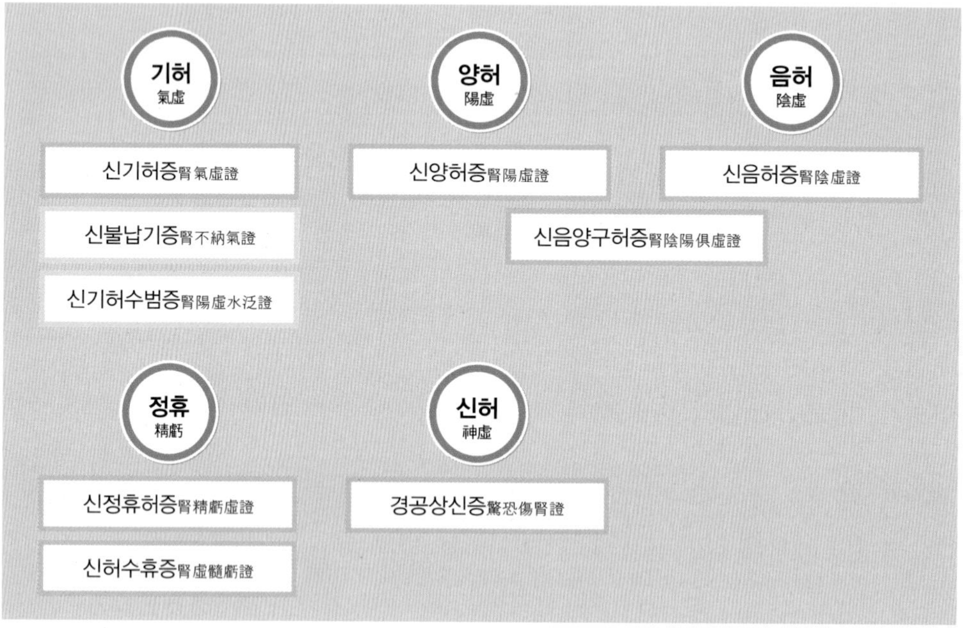

신계 병증/신장의 증

1.1 신기허증腎氣虛證

ICD-11 코드	SF90	KCD-7 코드	U71.0

신기허증은 신기腎氣의 부족으로 발생하는, 현훈眩暈, 이명耳鳴, 요슬산연腰膝痠軟을 주증상으로 하는 기허증氣虛證이다. 만성질환으로 인한 체력저하나 과도한 성생활 또는 고령으로 인해 신기腎氣가 쇠약해져서 발생한다.

현훈眩暈, 이명耳鳴, 요슬산연腰膝痠軟, 단기短氣, 자한自汗, 권태무력倦怠無力, 소변빈삭小便頻數,

유정遺精, 조설早泄, 기역氣逆, 기천氣喘이 나타난다.

면색은 광백㿠白하고 혀는 담백설淡白舌, 설태는 백태白苔가 나타나며 맥은 세약細弱하다.

이 증에는 보익신기補益腎氣의 치법을 적용하며 대표적인 처방으로는 팔미신기환八味腎氣丸이 있다.

附: 신기불고증腎氣不固證

ICD-11 코드	없음	KCD-7 코드	U71.4

신기불고증은 신腎의 고섭固攝작용이 원활하지 못하여 나타나는 병태로서, 선천적으로 신기가 약하거나, 만성적인 질환에 시달리는 고령의 노인에게서 주로 나타나는 증이다.

앞서 언급한 신기허증의 증상과 더불어 소변을 참을 수 없어[小便失禁] 자주 화장실에 가지만[小便頻數] 소변을 시원하게 보지 못하게 되고[尿後餘瀝不盡], 남자에게서는 유정遺精, 정활精滑, 조설早洩 등의 증상이, 여성에서는 태동불안胎動不安이 있거나, 맑은 대하가 많이 나오거나[白帶淸稀], 월경혈 배출이 증가하는[月經淋漓] 증상이 나타난다.

혀는 담백설, 설태는 백태, 맥은 세맥細脈이나 약맥弱脈이 나타난다.

신기허증과 비교할 때 신불납기증은 허천虛喘의 증상이, 신기불고증은 유정遺精, 유뇨遺尿, 대소변불금大小便不禁 등의 증상이 있어서 신기허증과 이 둘의 변별이 가능하다.

이 증의 치법으로 고섭신기固攝腎氣의 방법을 적용하며 치료 처방으로는 금쇄고정환金鎖固精丸, 축천환縮泉丸 등을 사용한다.

1.2 신기허수범증腎氣虛水泛證

ICD-11 코드	SF92	KCD-7 코드	없음

신기허수범증은 신기부족腎氣不足으로 신장의 기화氣化 및 진액 대사 작용이 저하되어 수액의 정체와 범람이 발생한 증이다.

상대적으로 하지에 편중된 부종과 소변량 감소가 보이며 요슬산연腰膝酸軟, 신피神疲, 소기라언少氣懶言의 증상이 나타난다.

설질은 반대胖大하고 설태는 백니白膩하다. 맥은 침무력沈無力하다.

이 증의 치법으로 보신이수補腎利水의 방법을 적용하며 치료 처방으로 제생신기환濟生腎氣丸을 사용할 수 있다.

1.3 신양허증腎陽虛證

ICD-11 코드	SF97	KCD-7 코드	U71.5

신양허증은 다양한 원인으로 인해 신양腎陽이 쇠약해진 증으로서 요슬냉통腰膝冷痛, 양위陽萎, 조설早泄을 주증상으로 하는 양허증陽虛證이다. 선천적으로 허약하거나 만성 질환을 앓아 신腎의 기허氣虛가 양허陽虛로 발전되어 나타나거나 성생활을 절제하지 못하여 신양腎陽을 소모하여 발생하며 그 밖에 고령, 과로 등의 원인으로 신양이 쇠퇴하여 발생하기도 한다.

외한畏寒, 지랭肢冷, 요슬냉통腰膝冷痛, 오경설사五更泄瀉, 현훈眩暈, 이명耳鳴이 나타난다. 남성의 경우에는 양위陽痿, 조설早泄이 출현한다. 여성의 경우에는 백대하가 보이며 양성 모두 신체적 요인으로[精冷, 宮寒] 불임이 있을 수 있다. 소변은 양이 많고 맑다[小便淸長].

면색은 광백㿠白 또는 여흑黧黑, 설질은 담눈淡嫩, 설태는 백활白滑하며 맥은 침지무력沈遲無力하다.

이 증에는 온보신양溫補腎陽의 치법을 적용하며 대표적인 처방으로는 신기환腎氣丸, 우귀음右歸飮이 있다.

附: 신양허수범증腎陽虛水泛證

ICD-11 코드	없음	KCD-7 코드	U71.7(腎虛水泛證)

신양허수범증은 신장의 양허로 수기水氣를 통제하지 못하여 수액의 정체와 범람이 발생한 증이다.

부종이 나타나되 신기허수범증과 마찬가지로 하지에 편중된 부종이 보이며 소변량이 감소한다. 요슬산연腰膝酸軟, 이명耳鳴, 신피神疲, 소기라언少氣懶言, 외한畏寒, 지랭肢冷, 복부창만이 보이며 때로 심계心悸, 단기短氣, 해천담명咳喘痰鳴이 나타난다. 설질은 반대胖大하고 설색은 담백하며 설태는 백활白滑하다. 맥은 침지무력沈遲無力하다.

이 증의 치법으로 온양이수溫陽利水의 방법을 적용하며 진무탕眞武湯이 이 증의 대표적인 치료 처방이다.

1.4 신음허증腎陰虛證

ICD-11 코드	SF93	KCD-7 코드	U71.4

신음허증은 신장의 진액津液이 소모되어 발생하는 음허증陰虛證이다. 만성질환으로 신장이 손상되어 혈액과 진액을 잃어 발생하거나 과도한 성생활이나 오랜 열병熱病으로 신장의 진액이 소모되어 발생하며 과도한 정신적 자극으로 인해 신수腎水가 소모되어 나타나기도 한다.

두훈頭暈, 목현目眩, 이명耳鳴, 이롱耳聾, 요슬산연腰膝痠軟, 오심번열五心煩熱, 조열潮熱, 도한盜汗, 건망健忘, 소매少寐, 인건咽乾, 요황尿黃, 변건便乾의 증상이 나타난다. 남성의 경우에는 유정遺精, 조설早泄이 출현한다. 여성의 경우에는 월경량의 감소가 보이며 양성 모두 불임이 있을 수 있다. 소아의 경우 성장이 느리면서 지능이 떨어지며 성인에게서는 치아가 흔들리고[齒搖] 머리카락이 빠지는[髮脫] 증상이 조기에 나타날 수 있다.

혀는 홍설紅舌에 소태少苔, 맥은 세삭細數하다.

이 증의 치법으로 자신양음滋腎養陰의 치법을 적용하며 대표적인 처방으로 육미지황환六味地黃丸이 있다.

1.5 신음양구허증腎陰陽俱虛證

ICD-11 코드	SF94	KCD-7 코드	U71.5

신음양구허증은 신음腎陰이 부족한 것이 신양腎陽에까지 영향을 미치거나 신양이 부족한 것이 신음에까지 영향을 미치면서 신음허腎陰虛와 신양허腎陽虛의 증상이 함께 나타나는 증이다. 허약체질이나 만성질환 또는 과로나 무절제한 성생활, 고령으로 인해 주로 나타난다.

현훈眩暈, 이명耳鳴, 요슬산연腰膝酸軟, 오심번열五心煩熱, 도한盜汗, 유정遺精, 지랭肢冷, 자한自汗, 실면失眠, 다몽多夢, 건망健忘, 의기소침意氣銷沈[精神萎靡]의 증상이 나타나며 잇몸이 위축되고 치아가 흔들리며[齒浮動搖] 모발이 푸석푸석해지고[毛髮枯槁] 움직이면 숨이 가쁘며[動則氣喘] 발등에 부종이 발생한다[足跗浮腫].

권홍顴紅이 나타나고 혀는 홍설紅舌에 무태無苔, 맥은 세삭細數하다. 또는 면색이 광백㿠白하고 혀는 담백설淡白舌에 백태白苔, 맥은 침지沈遲하면서 무력無力하다.

이 증의 치법으로 보음익양補陰益陽의 치법을 적용하며 사용할 수 있는 처방으로 오자연종환五子衍宗丸이 있다.

1.6 신정휴허증腎精虧虛證

ICD-11 코드	SF96	KCD-7 코드	U71.4 (신정부족증)

신정휴허증은 신정腎精이 부족하여 성장, 항노화, 생식 기능이 저하되는 허증이다. 선천적으로 허약하거나 영양 상태가 좋지 않거나 무절제한 성생활을 하여 신장이 손상됨으로써 발생한다.

현훈眩暈, 이명耳鳴, 요슬산연腰膝痠軟의 증상이 나타난다. 소아에서는 신문囟門이 늦게 닫히거나 지능이 저하되며 반응이 느리고 근육 발달이 충실하지 않은 등의 여러 가지 성장장애 증상이 보인다. 장년, 노년에게서는 건망健忘, 천면淺眠의 증상과 치아가 흔들리고[齒搖] 머리카락이 빠지며[髮脫] 반응이 굼뜬[反應遲緩] 등의 갖가지 노화 표현이 나타난다. 남성의 경우에는 정자 수의 감소, 여성의 경우 무월경이 나타나며 양성 공히 난임이 초래된다.

혀는 담백설淡白舌, 설태는 백태白苔이고 맥은 세약細弱하다.

이 증에는 보익신정補益腎精의 치법을 적용하며 하거대조환河車大造丸(醫方集解), 좌귀환左歸丸을 사용할 수 있다.

1.7 신허수휴증腎虛髓虧證

ICD-11 코드	SF95	KCD-7 코드	없음

신허수휴증은 신정부족腎精不足에 의해 수髓와 그에 연관된 문제가 나타난 병증이다.

성장지연, 골절 유합 지연, 뼈의 치밀도 저하, 요통, 현훈, 이명, 건망, 치매 등이 나타난다.

설체는 수소瘦小하고 설태는 박태薄苔, 맥은 침세細沈細하다.

이 증의 치법으로는 보익정수補益精髓의 방법을 적용하며 삼용환蔘茸丸, 우귀환右歸丸 등을 가감하여 치료한다.

1.8 경공상신증驚恐傷腎證

ICD-11 코드	SF98	KCD-7 코드	없음

경공상신증은 크게 놀랐거나 공포를 경험하여 신기腎氣가 손상되어 나타나는 정신, 신체적 이상이다.

두려움으로 일상 생활이 안정되지 못하며 심하면 공황장애를 보인다. 신체 증상으로 양위陽痿, 활정滑精, 소변실금小便失禁, 대변실금大便失禁 또는 대변활탈大便滑脫 등이 나타난다.

이 증의 치법으로 익신녕신益腎寧神의 방법을 사용하며 치료 처방의 예로는 상표초산桑螵蛸散이 있다.

2. 포궁의 증

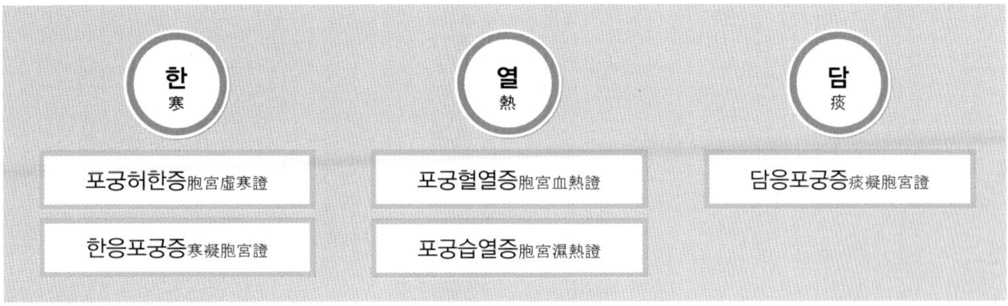

신계 병증/포궁의 증

2.1 포궁허한증胞宮虛寒證

ICD-11 코드	SF9D	KCD-7 코드	없음

포궁허한증은 전신의 양기휴허陽氣虧虛나 포궁胞宮의 온후溫煦 기능 저하로 포궁에 허한虛寒이 발생한 증이다. 선천품부부족先天稟賦不足, 방사과다房事過多, 출산 시 손상 등으로 자궁에 한사寒邪가 내생內生하거나 충임맥衝任脈이 조화를 이루지 못할 때 발생한다.

외한畏寒, 지랭肢冷, 대변당박大便溏薄, 소복은통小腹隱痛, 희온喜溫, 희안喜按, 소복불온小腹不溫이 보인다. 월경의 색은 묽고, 점도가 낮다. 질분비물도 점도가 낮고 맑은 편이다. 불임 혹은 유산 증상이 나타난다.

면색은 백색이고 혀는 담백설淡白舌, 설태는 백태白苔이며 맥은 침세무력沈細無力하거나 침지沈遲하다.

이 증의 치법으로 난궁산한暖宮散寒의 치법을 적용하며 당귀사역탕當歸四逆湯과 온경탕溫經湯의 합방을 치료에 적용할 수 있다.

2.2 한응포궁증寒凝胞宮證

ICD-11 코드	SF9C	KCD-7 코드	없음

한응포궁증은 포궁에 한사寒邪가 응체되어 월경과 대하에 이상이 발생하는 증이다. 이것은 포궁이 허하거나 생활 습관이 바르지 못하거나 비와 찬바람을 맞거나 찬 음식을 먹는 등의 원인으로 인해 한사가 포궁으로 들어와 혈이 응체凝滯되어 나타난다.

소복냉통小腹冷痛이 있고 희온喜溫의 반응을 보이며 월경과소月經過少 또는 경폐經閉, 통경痛經, 월경 주기의 연장[經行後期]이 보이며 월경색은 자암紫暗하고 때로 맑은 대하가 나타난다.

혀는 담백淡白하고 설태는 백윤白潤하며 맥은 침긴沈緊하거나 현긴弦緊하다.

이 증의 치법으로 온경산한溫經散寒, 난궁행체暖宮行滯의 치법을 적용하며 대표적인 처방으로 온경탕溫經湯이 있다.

2.3 포궁혈열증胞宮血熱證

ICD-11 코드	SF99	KCD-7 코드	없음

포궁혈열증은 열사가 포궁에 쌓여 자궁의 출혈 경향이 증가하는 증이다. 외감外感의 열사熱邪나 간담사열肝膽邪熱 등 내생內生의 열사가 포궁에 머물러 혈血을 핍박하고 망행妄行하게 하여 나타난다.

통경痛經, 소복작통小腹灼痛이 있다. 월경 주기가 단축되고[經行先期] 월경량이 증가하며 색은 선홍색鮮紅色이다. 점도가 높은 황색의 대하가 발생하며 대하에 악취가 있다.

혀는 홍설紅舌, 설태는 황태黃苔, 맥은 삭맥數脈이 나타난다.

이 증의 치법으로 청열양혈지혈清熱凉血止血의 치법을 적용하며 청열고경탕清熱固經湯 가감방을 사용할 수 있다.

2.4 포궁습열증胞宮濕熱證

ICD-11 코드	SF9B	KCD-7 코드	없음

포궁습열증은 습열이 포궁에 쌓여 여성의 음부에 습열로 인한 증상이 발생하는 증이다. 덥고 습한 장소에 머무르거나 산후에 습열에 감촉되거나 맵고 기름진 음식을 좋아하거나 기후가 습한 경우 주로 발생한다.

점도가 높은 황색의 대하가 다량 배출되며 악취가 있다. 음부의 가려움증과 미란糜爛이 동반된다. 월경 주기가 단축되며[經行先期] 월경혈의 점도가 높으면서도 배출량이 많다. 혈괴血塊가 확인되기도 한다. 하복부에 작열통灼熱痛이 있다. 오심惡心, 구토嘔吐, 구점口粘, 납매納呆, 흉완비민胸脘痞悶과 변당불상便溏不爽의 증상이 함께 나타나며 때로 소변단적小便短赤이 있고 손으로 지긋이 피부를 촉지할 때 감지되는 저열[身熱不揚]이 확인된다.

혀는 홍설에 반대胖大하고 설태는 황니黃膩하며 맥은 활삭滑數하다.

이 증의 치법으로 청리하초습열淸利下焦濕熱의 치법을 적용하며 대표적인 처방으로 역황탕易黃湯이 있다.

2.5 담응포궁증痰凝胞宮證

ICD-11 코드	SF9A	KCD-7 코드	없음

담응포궁증은 담습痰濕이 포궁에 정체되어 월경 주기가 연장되고 대하가 증가하는 증이다. 평소 기름진 음식을 좋아하고 음주를 자주 하거나 본래 양허陽虛하거나 평소 비만하여 담痰이 발생한 것, 또는 여러 원인으로 습濕이 쌓여 이것이 담으로 전화된 것이 원인으로서 담이 포궁에 쌓이고 포맥胞脈을 막아 충임맥衝任脈의 기氣가 제 역할을 하지 못하게 됨으로써 이 증이 나타난다.

월경 주기가 연장되고 월경혈의 점도가 낮아지며 월경량의 증감이 있다. 때로 무월경이 나타나기도 한다. 점도가 높은 다량의 백대하가 배출된다. 불임이 있을 수 있다. 하복부의 종괴, 동통이 있을 수 있다. 종괴는 복진 시 유연하다. 오심惡心, 구토嘔吐, 객담喀痰, 흉복비민胸腹痞悶, 형체비반形體肥胖, 신체곤중身體困重, 구담무미口淡無味, 납매納呆, 태타기와怠惰嗜臥, 대변당박大便溏薄의 증상이 동반된다.

혀는 담백설淡白舌, 설태는 백니태白膩苔이며 맥은 활滑하거나 혹은 유濡하다.

이 증의 치법으로 화담제습化痰除濕, 이기건비理氣健脾의 치법을 적용하며 대표적인 처방으로 계궁환啓宮丸이 있다.

3. 방광의 증

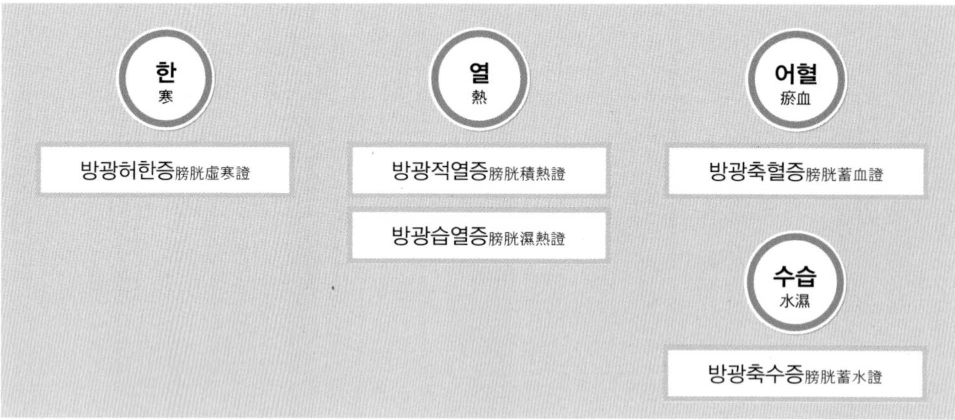

신계 병증/방광의 증

3.1 방광허한증膀胱虛寒證

ICD-11 코드	SF9J	KCD-7 코드	U76.0

방광허한증은 방광의 허한虛寒으로 기화氣化, 고섭固攝 작용이 약화되어 소변을 자주 보고 배뇨를 조절하지 못하는 증상이 나타나는 한증이다. 선천품부부족先天稟賦不足, 오랜 질병, 무절제한 성생활에 기인한다.

소변이 청장淸長하고 자주 소변을 보며[小便頻數]하며 특히 야뇨가 잦다[夜尿頻多]. 유뇨遺尿, 여력부진餘瀝不盡 또는 요실금尿失禁이 있다. 신피神疲, 요슬산연腰膝酸軟, 소복냉통小腹冷痛, 외한畏寒, 지랭肢冷의 증상이 나타난다.

면색은 백색[面白], 혀는 담백설淡白舌, 설태는 박백태薄白苔가 보이며 맥은 침세무력沈細無力하다.

이 증의 치법으로 온신난포溫腎暖脬의 치법을 적용하며 대표적인 처방으로 축천환縮泉丸, 공제환鞏堤丸(景岳全書)이 있다.

3.2 방광적열증膀胱積熱證

ICD-11 코드	SF9F	KCD-7 코드	없음

방광적열증은 방광에 열사熱邪가 머물러 전신의 발열과 배뇨 시 작열통이 나타나는 실

열증이다.

소변단적小便短赤, 소복창만小腹脹滿, 요도작열동통尿道灼熱疼痛, 발열發熱, 구갈인음口渴引飮의 증상이 나타난다.

혀는 홍설紅舌, 설태는 황태黃苔이며 맥은 홍삭洪數하다.

이 증의 치법으로 청리방광적열淸利膀胱積熱의 치법을 적용하며 팔정산八正散을 가감하여 처방할 수 있다.

3.3 방광습열증膀胱濕熱證

ICD-11 코드	SF9G	KCD-7 코드	U76.1

방광습열증은 습열濕熱이 방광에 쌓여 빈뇨頻尿, 삽통澁痛, 소변임리小便淋瀉 증상이 나타나는 열증이다. 습열사濕熱邪에 감촉되거나 음식을 절제하지 못하거나 습열이 내생內生하여 방광으로 유입되어 발생한다.

요빈尿頻, 요급尿急, 요삽尿澁과 배뇨 시 통증이 있다. 소변이 붉고 혼탁하거나 혈뇨가 나타나기도 하며, 소변에 모래가 섞여 나오는 증상이 나타난다. 또한 발열이 나타나기도 한다.

혀는 홍설紅舌, 설태는 황니黃膩하며 맥은 활삭滑數하다.

이 증의 치법으로 청열리습통림淸熱利濕通淋의 치법을 적용하며 대표적인 처방으로 팔정산八正散이 있다.

3.4 방광축혈증膀胱蓄血證

ICD-11 코드	SF9E	KCD-7 코드	U52 (태양축혈증. 세부 코드 없음)

병위病位를 방광으로 하는 혈어증이다. 육경변증의 태양축혈증太陽蓄血證과 같다.

3.5 방광축수증膀胱蓄水證

ICD-11 코드	SF9H	KCD-7 코드	U52 (태양축수증. 세부 코드 없음)

병위病位를 방광으로 하는 수습정체水濕停滯 증후다. 육경변증의 태양축수증太陽蓄水證과 같다.

5 경락변증經絡辨證

경락변증은 환자의 자각증상과 타각소견을 통해 환자의 문제가 경락 계통의 어떤 요소에 귀속되는가를 진단하는 것이다. 『황제내경黃帝內經』과 그 전후에 성립된 몇몇 문헌에서 몇 가지 계통의 경맥 및 경락 계통(낙맥, 경근 등)의 병증을 소개하고 있다. 대표적인 것이 12경맥의 소위 시동병是動病과 소생병所生病이다. 근래의 연구에 따르면 본래 시동병은 각 경맥의 대표 맥진 부위에서 맥의 변동이 나타났을 때 출현하는 증상, 소생병은 각 경맥의 순행 부위에서 나타나는 국소 증상을 말했던 것으로 보인다. 후대에는 이들 병증을 통해 환자의 어느 경맥에 문제가 있는지 파악하는 형식으로 그 증상군이 진단에 활용되게 되었다. 오늘날 이는 주로 침구 치료에 활용되는 변증 방식이다.

5-1 십이정경병증十二正經病證

십이정경병증은 인체의 종축 방향으로 주행하는 12개의 주요 경맥과 연관된 증상군이다.

1. 폐경병증肺經病證

ICD-11 코드	SG20	KCD-7 코드	없음

① 폐가 창만하며[肺脹滿] 폐에 기가 그득한 채 기침을 하고[膨膨而喘欬] 결분 부위가 아프며[缺盆中痛] 심하면 양손을 교차한 채 현기증을 겪는다[甚則交兩手而瞀]. (황제내경黃帝內經·영추靈樞·경맥經脈/수태음폐경시동병手太陰肺經是動病)

② 기침을 하며 기가 역상하고[欬上氣] 숨이 가쁘며[喘] 갈증을 느끼고[渴] 가슴이 답답하고 열감이 있으며[煩心], 흉부가 그득하고[胸滿] 상지의 전외측부에 통증이나피가 안 통하는 느낌이 생기며[臑臂內前廉痛厥] 손바닥이 뜨겁다[掌中熱]. (황제내경黃帝內經·영추靈樞·경맥經脈/수태음폐경소생병手太陰肺經所生病)

수태음폐경의 전체 경맥 증후를 살펴보면 다음의 표와 같은 세 부류의 증상으로 이를 귀납할 수 있다.

수태음폐경 경맥 증후의 구성

경맥 소속 장부의 증후	경맥 순행 부위의 증후	병인에 따른 반응
肺脹, 咳喘, 胸部滿悶	缺盆中痛, 肩背痛, 臑, 臂前側廉痛	寒入則灑淅寒熱 傷風則自汗 肺虛則少氣

2. 대장경병증大腸經病證

ICD-11 코드	SG21	KCD-7 코드	없음

① 치통齒痛이 생기고 목이 붓는다[頸腫]. (황제내경黃帝內經·영추靈樞·경맥經脈/수양명대장경시동병手陽明大腸經是動病)

② 눈이 노랗게 되고[目黃] 입이 건조하며[口乾] 코피를 흘리고[鼽衄] 인후부가 붓고 아프며[喉痺] 어깨의 앞과 상완 부위가 아프고[肩前臑痛] 넷째손가락이 마비된다[大指次指痛不用]. (황제내경黃帝內經·영추靈樞·경맥經脈/수양명대장경소생병手陽明大腸經所生病)

수양명대장경의 전체 경맥 증후를 살펴보면 다음의 표와 같은 세 부류의 증상으로 이를 귀납할 수 있다.

수양명대장경 경맥 증후의 구성

경맥 소속 장부의 증후	경맥 순행 부위의 증후	병인에 따른 반응
目黃, 口乾, 大便秘或泄	大指次指痛不用, 肩前, 臑痛	齒痛, 頸腫, 喉痺, 鼽衄

3. 위경병증胃經病證

ICD-11 코드	SG22	KCD-7 코드	없음

① 오싹오싹 오한전율하며[洒洒振寒] 곧잘 끙끙대고[善呻] 하품이 잦으며[數欠] 얼굴이 검어진다[顔黑]. 병이 이르면 사람과 불을 기피하며[病至則惡人與火], 나무의 소리를 들으면 깜짝 놀라고[聞木音則惕然而驚] 가슴이 뛰려 하며[心欲動] 방문과 창을 닫고 혼자 머무르려 한다[獨閉戶塞牖而處]. 심하면 높은 곳에 올라 노래를 부르려 하거나[甚則欲上高而歌] 옷을 버리고 내달린다[棄衣而走]. 요란한 트림이 올라오고 배가 빵빵해진다[賁響腹脹]. (황제내경黃帝

內經 · 영추靈樞 · 경맥經脈/족양명위경시동병手陽明大腸經是動病)

② 광狂, 학질[瘧], 온병[溫淫], 발한 증가[汗出], 코피[鼽衄]가 발생하고 입이 비뚤어지며[口喎], 입술이 붓고[脣胗], 목 앞이 부으며[頸腫], 인후가 붓고 아프고[喉痹], 상복부에 부종이 생기고[大腹水腫], 무릎이 붓고 아프며[膝臏腫痛] 젖꼭지로부터 서혜부, 허벅지, 정강이 외측, 발등까지가 모두 아프고[循膺乳, 氣街, 股, 伏兎, 骭外廉, 足跗上皆痛], 가운데 발락이 마비된다[中趾不用]. (황제내경黃帝內經 · 영추靈樞 · 경맥經脈/족양명위경소생병手陽明大腸經所生病)

족양명위경의 전체 경맥 증후를 살펴보면 다음의 표와 같은 세 부류의 증상으로 이를 귀납할 수 있다.

족양명위경 경맥 증후의 구성

경맥 소속 장부의 증후	경맥 순행 부위의 증후	병인에 따른 반응
腹脹, 狂, 瘧, 大腹水腫, 消穀善飢	膝臏腫痛, 乳, 氣街, 股, 伏兔, 胫外廉, 足面皆痛, 足中趾不脛用	氣盛則發熱身前較甚, 鼻痛, 鼽衄, 齒痛, 咽痹, 頸腫

4. 비경병증脾經病證

ICD-11 코드	SG23	KCD-7 코드	없음

① 혀뿌리가 뻣뻣해 지고[舌本强] 음식을 먹으면 토하며[食則嘔] 명치가 아프고[胃脘痛] 복창腹脹이 생기며 트림을 자주하고[善噫] 대변을 보거나 방귀를 뀌고 나면 시원하며[得後與氣則快然如衰] 몸 곳곳이 무겁다[身體皆重]. (황제내경黃帝內經 · 영추靈樞 · 경맥經脈/족태음비경시동병足太陰脾經是動病)

② 혀뿌리가 아프고[舌本痛] 설체를 움직이지 못하며[體不能動搖] 음식을 넘기지 못하고[食不下] 가슴이 답답하고 열감이 느껴지며[煩心] 명치가 땅기고 아프고[心下急痛] 이질[溏瘕泄]이 생기거나 소변이 안 나오고[水閉] 황달黃疸이 생기며 잠을 자지 못한다[不能臥]. 억지로 직립하면 허벅지와 무릎 안쪽이 붓고 싸늘해진다[强立, 股膝內腫厥]. 엄지발가락을 쓰지 못한다[足大指不用]. (황제내경黃帝內經 · 영추靈樞 · 경맥經脈/족태음비경소생병足太陰脾經所生病)

족태음비경의 전체 경맥 증후를 살펴보면 다음의 표와 같은 세 부류의 증상으로 이를 귀납할 수 있다.

족태음비경 경맥 증후의 구성

경맥 소속 장부의 증후	경맥 순행 부위의 증후	병인에 따른 반응
食則嘔, 胃脘痛, 腹脹善噫, 得後與氣則快然如衰, 身體皆重, 食不下, 煩心, 心下急痛, 溏瀉, 瘕, 泄, 水閉, 黃疸, 不能臥	股膝内腫厥, 足大趾不能用	舌本强

5. 심경병증心經病證

ICD-11 코드	SG24	KCD-7 코드	없음

목 안이 건조하고[嗌乾] 심장 부위가 아프며[心痛] 목이 말라 물을 마시려 한다[渴而欲飮]. (황제내경黃帝內經·영추靈樞·경맥經脈/수소음심경시동병手少陰心經是動病)

시동병증 이외의 경맥 증후도 고려하여 수소음심경의 전체 경맥 증후를 살펴보면 다음의 표와 같은 세 부류의 증상으로 귀납할 수 있다.

수속음심경 경맥 증후의 구성

경맥 소속 장부의 증후	경맥 순행 부위의 증후	병인에 따른 반응
心痛, 嗌乾, 渴而欲飮	脅痛, 臑臂内後廉痛, 厥, 掌中熱痛	目黃

6. 소장경병증小腸經病證

ICD-11 코드	SG25	KCD-7 코드	없음

목구멍이 아프고[嗌痛], 턱이 부으며[頷腫], 머리를 돌려 뒤돌아볼 수 없고[不可以顧], 어깨가 빠지는 듯하고[肩似拔], 팔(상완부)이 부러지는 듯하다[臑似折]. (황제내경黃帝內經·영추靈樞·경맥經脈/수태양소장경시동병手太陽小腸經是動病)

시동병증 이외의 경맥 증후도 고려하여 수태양소장경의 전체 경맥 증후를 살펴보면 다음 표와 같은 증상으로 귀납할 수 있다.

수태양소장경 경맥 증후의 구성

경맥 소속 장부의 증후	경맥 순행 부위의 증후	병인에 따른 반응
	耳聾, 目黃, 頰腫, 頸, 頷, 肩, 臑, 肘, 臂外後廉痛	嗌痛頷腫, 不可以顧, 肩似拔, 臑似折

7. 방광경병증膀胱經病證

ICD-11 코드	SG26	KCD-7 코드	없음

상충하는 느낌이 동반되는 두통이 나타나고[衝頭痛], 눈이 빠질 듯하며[目似脫], 뒷덜미가 뽑히는 듯하며[項似拔], 등뼈가 아프고[脊痛], 허리가 끊어질 듯하고[腰似折], 고관절을 구부리지 못하며[髀不可以曲], 발오금이 뭉친 것 같고[膕如結], 장딴지가 찢지는 듯하다[踹如裂]. (황제내경黃帝內經 · 영추靈樞 · 경맥經脈/족태양방광경시동병足太陽膀胱經是動病)

시동병증 이외의 경맥 증후도 고려하여 족태양방광경의 전체 경맥 증후를 살펴보면 다음 표와 같은 증상으로 귀납할 수 있다.

족태양방광경 경맥 증후의 구성

경맥 소속 장부의 증후	경맥 순행 부위의 증후	병인에 따른 반응
癲狂	目似脫, 項如拔, 脊痛, 腰似折, 髀不可以曲, 膕如結, 踹如裂, 足小趾不用	寒熱, 鼻塞, 頭痛

8. 신경병증腎經病證

ICD-11 코드	SG27	KCD-7 코드	없음

공복감을 느끼지만 음식을 거부하며[飢不欲食] 얼굴 색이 어둡고[面如漆柴] 기침과 함께 피 섞인 침이 나오며[咳唾則有血] 그르렁거리며 호흡이 불편하고[喝喝而喘] 앉으면 일어서려 하고[坐而欲起] 눈 앞이 어질어질하여 보이는 것이 없으며[目䀮䀮如無所見] 공복감과 유사한 흉부의 공허감이 느껴진다[心如懸若飢狀]. 기가 부족하면 두려움을 잘 느끼고[善恐] 남이 자신을 붙잡기라도 하는 듯 깜짝깜짝 놀란다[心惕惕如人將捕之]. (황제내경黃帝內經 · 영추靈樞 · 경맥經脈/족소음신경시동병足少陰腎經是動病)

시동병증 이외의 경맥 증후도 고려하여 족소음신경의 전체 경맥 증후를 살펴보면 다음 표와 같은 증상으로 귀납할 수 있다.

족소음신경 경맥 증후의 구성

경맥 소속 장부의 증후	경맥 순행 부위의 증후	병인에 따른 반응
飢不欲食, 面如漆柴, 咳唾有血, 喝喝而喘, 心如懸若饑狀, 善恐, 心惕惕如人將捕之, 嗜臥, 煩心痛	脊, 股內後廉痛, 痿厥, 足下熱而痛	口熱, 舌乾咽腫, 上氣, 嗌乾及痛

9. 심포경병증心包經病證

ICD-11 코드	SG28	KCD-7 코드	없음

손바닥 한가운데가 뜨겁고[手心熱] 전완부의 근육이 수축되며[臂肘攣急] 겨드랑이가 붓는다[腋腫]. 심하면 늑골 부위가 팽만되고[胸脇支滿] 심장이 두근두근 크게 박동하며[心中澹澹大動] 얼굴이 붉어지고[面赤] 눈이 노랗게 되거나[目黃] 웃음을 그치지 못한다[喜笑不休]. (황제내경黃帝內經·영추靈樞·경맥經脈/수궐음심포경시동병手厥陰心包經是動病)

시동병증 이외의 경맥 증후도 고려하여 수궐음심포경의 전체 경맥 증후를 살펴보면 다음 표와 같은 증상으로 귀납할 수 있다.

수궐음심포경 경맥 증후의 구성

경맥 소속 장부의 증후	경맥 순행 부위의 증후	병인에 따른 반응
心中澹澹大動, 喜笑不休, 煩心, 心痛	胸脇支滿, 手心熱	臂肘攣急, 腋腫, 面赤目黃

10. 삼초경병증三焦經病證

ICD-11 코드	SG29	KCD-7 코드	없음

귀가 어둡고 윙윙거리거나 '찌이찌이'하는 소리가 나며[耳聾渾渾焞焞] 목구멍이 붓고[嗌腫] 인후부가 아프다[喉痺]. (황제내경黃帝內經·영추靈樞·경맥經脈/수소양삼초경시동병手少陽三焦經是動病)

시동병증 이외의 경맥 증후도 고려하여 수소양삼초경의 전체 경맥 증후를 살펴보면 다음 표와 같은 증상으로 귀납할 수 있다.

수소양삼초경 경맥 증후의 구성

경맥 소속 장부의 증후	경맥 순행 부위의 증후	병인에 따른 반응
	目銳眥痛, 頰痛, 耳後, 肩, 臑, 肘, 臂外皆痛, 小指次指不用	耳聾, 心脅痛, 嗌腫喉痺, 汗出

11. 담경병증膽經病證

ICD-11 코드	SG2A	KCD-7 코드	없음

입에서 쓴 맛이 느껴지고[口苦] 한숨을 자주 쉬며[善太息] 흉부와 협부가 아프고[心脇痛] 돌아눕지 못한다[不能轉側]. 심하면 얼굴에 때가 내려앉고[面微有塵] 몸에 윤기가 사라지며[體無膏澤] 발이 바깥으로 꺾이거나 뜨겁다[足外反熱]. (황제내경黃帝內經·영추靈樞·경맥經脈/족소양담경시동병足少陽膽經是動病)

시동병증 이외의 경맥 증후도 고려하여 족소양담경의 전체 경맥 증후를 살펴보면 다음 표와 같은 증상으로 귀납할 수 있다.

족소양담경 경맥 증후의 구성

경맥 소속 장부의 증후	경맥 순행 부위의 증후	병인에 따른 반응
口苦, 善太息, 心脅痛不能轉側	頭痛頷痛, 缺盆中腫痛, 腋下腫, 馬刀俠癭, 胸, 脅, 肋, 髀, 膝外至脛, 絕骨外踝前及諸節皆痛, 足小趾次趾不用	面微有塵, 體無膏澤, 足外反熱, 汗出振寒, 瘧

12. 간경병증肝經病證

ICD-11 코드	SG2B	KCD-7 코드	없음

허리가 아파 앞으로도 뒤로도 굽히지 못하며[腰痛不可以俛仰] 남자의 경우에는 탈장이 나타나고[丈夫㿗疝] 여성의 경우에는 하복부가 붓는다[婦人少腹腫]. 심하면 목구멍이 마르고[甚則嗌乾] 얼굴에 때가 끼고[面塵] 핏기를 잃는다[脫色]. (황제내경黃帝內經·영추靈樞·경맥經脈/족궐음간경시동병足厥陰肝經是動病)

시동병증 이외의 경맥 증후도 고려하여 족궐음간경의 전체 경맥 증후를 살펴보면 다음 표와 같은 증상으로 귀납할 수 있다.

족궐음간경 경맥 증후의 구성

경맥 소속 장부의 증후	경맥 순행 부위의 증후	병인에 따른 반응
胸滿, 嘔逆, 飧泄	狐疝, 遺溺, 閉癃	腰痛不可以俯仰, 嗌乾, 丈夫㿗疝, 婦人少腹腫

5-1 기경팔맥병증奇經八脈病證

기경팔맥병증은 체간부에서 종축 방향으로 주행하는 충맥衝脈, 임맥任脈, 독맥督脈과 횡으로 주행하며 경맥을 연결하는 대맥帶脈, 그리고 사지와 두면을 포함한 전신의 내측과 외측에서 경맥을 연결하는 음양의 교맥蹻脈·유맥維脈과 연관된 증상군이다.

독맥, 임맥, 충맥, 대맥의 병증은 생식기 증상 및 기혈 실조의 제증상이 중심이 되며 음교맥, 양교맥의 병증은 사지의 운동 장애가 중심이 된다. 음유맥 병증은 체간부의 통증, 양유맥 병증은 한열 질환이 중심이 된다.

1. 독맥병증督脈病證

ICD-11 코드	SG30	KCD-7 코드	없음

척추가 뻣뻣해지고 뒤로 꺾인다[脊强反折]. 아랫배로부터 심장으로 치받히며 통증이 나타나고[從少腹上衝心而痛] 대소변을 보지 못한다[不得前後]. 여자의 경우에는 불임[不孕], 융폐癃閉, 치질, 유뇨遺尿와 인후부의 건조[嗌乾]가 나타난다. (황제내경黃帝內經·소문素問·골공론骨空論)

척추가 뻣뻣해지고 싸늘해진다[脊强而厥]. (황제팔십일난경黃帝八十一難經·29난二十九難)

2. 임맥병증任脈病證

ICD-11 코드	SG31	KCD-7 코드	없음

뱃속이 뭉치고 남자에게는 일곱 가지 산증[七疝]이, 여자에게는 대하와 가瘕·취聚가 나타난다. (황제내경黃帝內經·소문素問·골공론骨空論, 황제팔십일난경黃帝八十一難經·29난二十九難)

3. 음교맥병증陰蹻脈病證

ICD-11 코드	SG32	KCD-7 코드	없음

잠을 자려 한다[瞑目]. (황제내경黃帝內經·영추靈樞·한열병寒熱病. ※ 陰蹺、陽蹺 …… 陽氣盛則瞋目, 陰氣盛則瞑目。)

양 경맥 부위의 근육은 이완되고 음 경맥 부위의 근육은 수축한다[陽緩而陰急]. (황제팔십일난경黃帝八十一難經·29난二十九難)

4. 양교맥병증陽蹻脈病證

ICD-11 코드	SG33	KCD-7 코드	없음

깨어 있으려 한다[瞋目]. (황제내경黃帝內經·영추靈樞·한열병寒熱病. ※陰蹺、陽蹺 …… 陽氣盛則瞋目, 陰氣盛則瞑目。)

양 경맥 부위의 근육은 수축하고 음 경맥 부위의 근육은 이완된다[陰緩而陽急]. (황제팔십일난경黃帝八十一難經·29난二十九難)

5. 음유맥병증陰維脈病證

ICD-11 코드	SG34	KCD-7 코드	없음

심장 부위의 통증[心痛]이 나타난다. (황제팔십일난경黃帝八十一難經·29난二十九難)

6. 양유맥병증陽維脈病證

ICD-11 코드	SG35	KCD-7 코드	없음

허리가 아프고[腰痛] 통증 부위가 볼록하게 붓는다[痛上怫然腫]. (황제내경黃帝內經·소문素問·자요통刺腰痛)

한열병을 앓는다[苦寒熱]. (황제팔십일난경黃帝八十一難經·29난二十九難)

7. 충맥병증衝脈病證

ICD-11 코드	SG36	KCD-7 코드	없음

기가 역상하고[逆氣] 뱃속이 땅긴다[裏急]. (황제내경黃帝內經·소문素問·골공론骨空論, 황제팔십일난경黃帝八十一難經·29난二十九難)

8. 대맥병증帶脈病證

ICD-11 코드	SG37	KCD-7 코드	없음

복만腹滿이 나타나고 허리에 땀이 줄줄 흘러 마치 물 속에 앉아 있는 듯하다[腰溶溶若坐水中]. (황제팔십일난경黃帝八十一難經·29난二十九難)

附: 『맥경』의 기경팔맥 병증

기경팔맥 병증에 대한 역대 문헌의 기록은 소략疏略하다. 다만 『맥경脈經』(3세기경)에서는 위에 소개한 기경팔맥 병증 외에 촌구맥의 이상을 통해 진단 가능한 기경팔맥의 병증을 추가로 설명하고 있다. 다음의 표에 요약한다.

『맥경脈經·권이卷二·평기경팔맥병제사平奇經八脈病第四』에 등장하는 기경팔맥 증후

이환 경맥	출현 증상	원문의 증상 표현
독맥	척추의 강직, 냉감 간질과 정신병	腰背强痛, 不得俯仰。腰背膝寒。大人癲, 小兒癇。
임맥	복부의 종괴, 복근 경직 하복부와 생식기의 통증	腹中有氣如指, 上搶心, 不得俯仰, 拘急。 少腹繞臍, 下引橫骨、陰中切痛。
음교맥	근육의 비정상적 이완	緩
양교맥	근육의 비정상적 수축	拘急
음유맥	체간부의 통증 여성 생식기의 통증	胸中痛, 脅下支滿, 心痛。男子兩脅實, 腰中痛; 女子陰中痛, 如有瘡狀。
양유맥	현기증, 호흡 장애, 오한	蹔起目眩。肩息, 灑灑如寒。
충맥	비뇨생식기계 장애 흉복부의 통증과 한열 질환	胸中有寒疝。少腹痛, 上搶心, 有瘕, 疝, 絶孕, 遺尿、溺, 脇支滿煩。
대맥	대맥 주행 부위의 통증 대퇴동맥 박동 항진	左右繞臍腹腰脊痛, 衝陰股。

6 육경변증六經辨證

육경이란 외감병外感病의 발전단계를 그 증후에 따라 삼양경三陽經(태양太陽, 양명陽明, 소양少陽)과 삼음경三陰經(태음太陰, 소음少陰, 궐음厥陰)의 총 6단계로 구분한 것으로 후한시대 『상한론傷寒論』 이래로 이를 상한傷寒 치료의 근거로 삼았다.

육경의 표리表裏에 따른 순서를 살펴보면 삼양경三陽經은 태양경太陽經은 피모皮毛를, 양명경陽明經은 기육肌肉을, 소양경少陽經은 근막筋膜을 주관하며 각각 표表, 이裏, 반표반리半表半裏에 속한다. 삼음경三陰經은 이裏를 주관하는데 태음경太陰經, 소음경少陰經, 궐음경厥陰經은 각각 이裏의 천淺, 중中, 심深을 주관한다. 외감外感 육사六邪가 인체를 침범하면 먼저 피모와 기육을 거쳐 경락을 침범하고 결국 장부臟腑에 이르게 된다. 이러한 변화의 과정은 병사가 피모와 기육, 체표 경락 등 표층에서 시작되어 리裏로 진입하는 것을 의미한다. 이증裏證으로 진행된 경우에는 화열火熱이 발생하여 실열증實熱證이 나타나며 이는 더 나아가 점차 장부의 정기와 양기陽氣를 소모시켜 허한증虛寒證을 초래한다.

육경병증은 항상 변화하는 증후로서 각 단계마다 특유의 증후를 나타나기도 하지만 복잡한 양상을 나타내기도 하며 이를 합병合病, 병병幷病이라 한다. 합병合病이란 두 개의 경經 혹은 세 개의 경의 증상들이 동시에 나타나는 것을 말하고 병병幷病이란 한 경의 증상이 미처 사라지지 않은 상태에서 다른 한 경의 증상이 덧붙여 나타나는 것을 말한다.

전경傳經이란 어떠한 경經의 증상이 소실되면서 다른 경의 증상이 뒤를 이어 나타나는 것을 말하는데 이는 순경전循經傳과 월경전越經傳, 그리고 직중直中의 구분이 있다. 가령 태양경의 증상이 사라지고 양명경으로 전경傳經되는 경우 올바른 순서이므로 이를 순경전循經傳이라 하고, 태양경의 증상이 사라지고 양명경을 지나쳐 바로 소양경의 증상이 나타나는 경우는 한 단계를 뛰어넘은 것이므로 월경전越經傳이라고 하며 만약 태양경조차도 경과하지 않고 바로 삼음경의 증상이 나타나는 경우를 가리켜 직중直中이라고 한다.

육경六經과 장부臟腑의 관계에 있어서 삼양경三陽經은 육부六腑를 근본으로 하며 삼음경三陰經은 오장五臟을 근본으로 하나 장부변증과는 전적으로 동일하지는 않으므로 서로 보완이 필요하다.

6-1 태양병증太陽病證

태양병증은 발열 상태의 시작 단계에서 나타나는 증으로 신체의 외부 층에서 나타나는 외부 사기邪氣에 대한 반응이다.

태양병증은 발열[發熱], 머리의 통증[頭痛], 관절의 통증[關節痛], 목의 경직[項强], 맥부脈浮, 오한惡寒 등과 같은 증상과 소견으로 표현된다.

태양太陽은 일신一身의 표表를 주관하며 피부와 털은 위기衛氣가 존재하는 곳이며 태양경락은 등과 목을 지난다. 풍한사風寒邪가 인체에 침습하면 가장 먼저 태양경太陽經이 공격을 받게 된다. 태양은 태양경太陽經과 태양부太陽腑로 나뉘며 태양경증太陽經證 단계에서 병사가 해소되지 않으면 경맥을 따라서 부腑로 들어가 태양부증太陽腑證으로 발전한다. 태양경증은 풍한사가 기표肌表를 침습하여 위기衛氣의 실조를 초래하여 발생한 병증으로 태양중풍증太陽中風證과 태양상한증太陽傷寒證으로 나뉜다. 태양부증은 태양경증이 해소되지 않고 표사表邪가 태양의 장부인 방광膀胱으로 전입하여 병변이 야기되는 병증으로 방광축수증膀胱蓄水證과 방광축혈증膀胱蓄血證으로 나뉜다.

1. 태양중풍증太陽中風證

ICD-11 코드	SG60*	KCD-7 코드	U52*	*세부 식별 코드 없음

태양중풍증은 풍사風邪 위주의 풍한사風寒邪가 표表를 침범하여 정기正氣와 사기邪氣의 투쟁을 야기하고 외부를 방어하는 위외衛外 기능이 실조되어 나타나는 증이다.

태양중풍증은 바람과 추위를 싫어함[惡風寒], 발열發熱, 저절로 나는 땀[自汗], 머리와 목이 뻣뻣하고 통증이 있음[頭項强痛], 코막힘과 헛구역질[鼻鳴乾嘔], 설태박백舌苔薄白, 맥부완脈浮緩과 같은 증상과 소견으로 표현된다.

풍한사風寒邪가 표表를 침범하여 위외衛外 기능이 실조되면 분육分肉을 따뜻하게 하지 못하므로 풍한風寒을 싫어하게 된다. 또한 이때에 사기邪氣와 정기正氣가 다투어 양기陽氣가 피부에 울결鬱結된 채 밖으로 나가지 못하게 되므로 발열發熱한다. 풍사風邪는 양사陽邪이므로 열고 배출시키는 특성이 있기 때문에 땀구멍을 열어 땀이 스스로 나가게 된다. 태양경太陽經은 등과 목을 지나 머리 꼭대기인 전정巓頂에 가고 뇌腦에 연결되므로 풍사에 의하여 경맥이 손상되면 머리와 목이 뻣뻣해지면서 통증이 발생한다. 사기가 아직 표表에 있고 이裏에 들어가지 않았기 때문에 이의 열은 없으므로 설태舌苔는 박백薄白해진다. 맥이 부浮한 것은 병사가 표表에 있기 때문이며 완緩한 것은 풍風과 허虛에 기인한다.

발열자한發熱自汗, 오풍惡風, 두항강통頭項强痛, 맥부완脈浮緩 등의 증상들이 확인될 경우 이 증으로 진단할 수 있다.

이 증의 치법으로는 해기거풍법解肌祛風法을 흔히 사용하며 대표적인 처방으로는 계지탕桂枝湯이 있다.

2. 태양상한증太陽傷寒證

ICD-11 코드	SG60*	KCD-7 코드	U52*	*세부 식별 코드 없음

태양상한증은 한사寒邪 위주의 풍한사風寒邪가 표表를 침범하여 양기陽氣가 울결鬱結되고 영기營氣와 음기陰氣가 울체鬱滯된 증상이 나타나는 증이다.

태양상한증은 추위를 싫어함[惡寒], 발열이 있고 땀은 나지 않음[發熱無汗], 머리와 목이 뻣뻣하고 통증이 있음[頭項强痛], 신체의 통증과 허리의 동통[身痛腰疼], 헐떡임[氣喘], 구역嘔逆, 맥부긴脈浮緊과 같은 증상과 소견으로 표현된다.

한사寒邪가 표表를 침범하면 위양衛陽이 실조되어 분육分肉을 따뜻하게 하지 못하므로 추위를 싫어하게 된다. 또한 정기正氣와 사기邪氣가 서로 다투는 가운데 양기陽氣가 기표肌表에 울체되어 외부로 나가지 못함으로 인해 발열이 있으며 한사의 응체하는 성질로 인하여 땀구멍이 막혀 땀이 나지 않는다. 태양경맥은 위로는 이마에서부터 목으로 내려와 척추를 따라 허리로 가게 되므로 한사에 의하여 경기經氣의 흐름이 원활하지 않게 되어 머리와 목의 뻣뻣한 통증 및 허리의 동통이 발생한다. 또한 한사는 폐肺의 선발宣發 기능을 실조시켜 숨이 헐떡이게 하고, 위胃의 화강和降 기능을 실조시켜 구토를 일으킨다. 맥이 부浮한 것은 병사가 표表에 있기 때문이며, 긴緊한 것은 한寒에 기인한다.

발열무한發熱無汗, 오한惡寒, 신통요동身痛腰疼, 맥부긴脈浮緊 등의 증상들이 확인될 경우 이 증으로 진단할 수 있다. 이 증은 풍한사風寒邪가 표表를 침범하여 위외衛外기능이 실조되어 나타난다는 점에서 태양중풍증太陽中風證과 유사하나 태양중풍증은 풍사風邪의 침범 위주로 오풍惡風, 자한自汗, 맥부완脈浮緩의 증상 및 소견이 있는 반면에 태양상한증太陽傷寒證은 한사寒邪의 침범 위주로 오한惡寒, 무한無汗, 맥부긴脈浮緊의 증상 및 소견이 나타난 다는 점에서 차이가 있다.

이 증의 치법으로는 신온해표법辛溫解表法, 선폐정천법宣肺定喘法을 흔히 사용하며 대표적인 처방으로는 마황탕麻黃湯이 있다.

3. 태양축수증太陽蓄水證

ICD-11 코드	SG60*	KCD-7 코드	U52*	*세부 식별 코드 없음

태양축수증은 태양경증太陽經證이 해소되지 않은 상태에서 표사表邪가 이裏로 전입되어 방광膀胱의 기화氣化기능이 상실되어 수액水液의 정체停滯가 나타나는 증이다.

태양축수증은 소변이 잘 배출되지 않음[小便不利], 아랫배가 붓고 가득 참[小腹脹滿], 발열發

熱, 바람을 싫어함[惡風], 저절로 나는 땀[自汗], 갈증이 나지만 물을 마시려 하지 않음[渴不欲飮], 물을 마시면 즉시 구토함[飮入則吐]과 같은 증상과 소견으로 표현된다.

표사表邪가 하초下焦인 방광으로 전입하면 기화氣化 작용이 상실되어 수액이 정체되고 그 결과 소변이 잘 배출되지 못하고 아랫배가 붓고 가득 찬 느낌이 들게 된다. 발열發熱, 오풍惡風, 자한自汗 등의 표증은 태양경증이 아직 해소되지 않았기 때문에 나타난다. 다만 이때에 수액 정체는 있으나 진액이 손상되지는 않았으므로 갈증은 있으되 물을 마시고 싶어 하지는 않는다. 방광에 수액이 정체되면 기화氣化되지 못한 수액이 상역上逆하여 물을 마시면 바로 토하게 된다.

태양경증이 있으면서 더불어 소변불리小便不利, 소복창만小腹脹滿, 수입즉토水入則吐 등의 방광 축수 증상이 확인될 경우 이 증으로 진단할 수 있다.

이 증의 치법으로는 화기행수化氣行水시키면서 해표거사解表祛邪시키는 방법을 흔히 사용하며 대표적인 처방으로는 오령산五苓散이 있다.

4. 태양축혈증太陽蓄血證

ICD-11 코드	SG60*	KCD-7 코드	U52*	*세부 식별 코드 없음

태양축혈증은 태양경증太陽經證이 해소되지 않은 상태에서 표사表邪가 이裏로 전입되어 방광膀胱에 혈血과 함께 서로 결합되어 나타나는 증이다.

태양축혈증은 아랫배가 붓고 가득 참[小腹脹滿], 아랫배의 경결과 통증[急結硬痛], 정신착란 및 건망[如狂喜忘], 소변이 잘 배출됨[小便自利], 설자舌紫, 맥삽脈澁과 같은 증상과 소견으로 표현된다.

표사가 이裏로 전입되어 열熱로 변하고 이것이 부腑인 방광으로 들어가면 출혈이 나타나고 이 혈액이 축적되어 아랫배에 응결하여 아랫배가 붓고 가득차며 경결 및 통증이 발생한다. 심心은 혈맥血脈을 주관하므로 혈액의 축적이 과도하면 그 영향이 심신心神에 영향을 미쳐 정신이 불안해지고 그 결과 정신착란 및 건망증이 발생한다. 맥이 삽澁하고 설질舌質이 보랏빛인 것은 어혈 때문이다. 방광에 혈액이 축적되어도 기화氣化 기능에는 문제가 없으므로 소변 배출에는 문제가 없다.

소복창만小腹脹滿, 급결경통急結硬痛, 소변자리小便自利, 여광희망如狂喜忘 등의 방광 축혈 증상이 확인될 경우 이 증으로 진단할 수 있다. 이 증은 표사가 이裏로 전입되어 방광의 문제가 발생한다는 점에서 태양축수증膀胱蓄水證과 유사하나 태양축수증은 방광의 기화氣化 기능의 문제로 인한 수액의 정체로 소변불리小便不利 증상이 나타나지만 태양축혈증의 경우 소변자리小便自利 증상이 나타난다는 점에서 차이가 있다.

이 증의 치법으로는 활혈화어活血化瘀시키면서 통변通便시키는 방법을 흔히 사용하며 대표적인 처방으로는 도인승기탕桃仁承氣湯을 사용한다.

6-2 양명병증陽明病證

양명병증은 발열 상태의 발병 후 며칠을 지난 후 나타나는 증으로 신체의 내부 층으로 사기邪氣가 침범하여 나타나는 반응이다.

양명병증은 복부의 팽만, 변비, 조열潮熱(밀물처럼 정기적으로 반복되는 고열)과 전신에 나타나는 과도한 땀[大汗], 정신착란과 같은 증상과 소견으로 표현된다.

양명병의 주요 병기病機는 '위가실胃家實'이며 이는 위와 대장에 사기가 항성亢盛한다는 의미이다. 양명병증은 이실열증裏實熱證에 해당되며 정기正氣와 사기邪氣가 가장 격렬하게 투쟁하는 단계로 병사가 양명陽明에 들어가 열이 항성하여 위와 대장에 조열증燥熱證 증상이 나타나게 된다. 양명경陽明經은 다기다혈多氣多血한 경락이며 양기가 왕성하므로 사기가 양명에 들어가는 경우 쉽게 조열燥熱로 바뀐다. 양명병은 주로 태양병의 치료 시기를 놓치거나 잘못된 치료를 한 경우에 병사病邪가 안으로 전입되어 나타나게 된다. 또는 진액이 모손耗損되고 양기陽氣가 편성된 사람이 외감병의 침습을 받아 발생하기도 한다. 양명병증은 병변의 위치 및 특징에 따라서 양명경증陽明經證과 양명부증陽明腑證으로 나뉜다.

1. 양명경증陽明經證

ICD-11 코드	SG61*	KCD-7 코드	U53*	*세부 식별 코드 없음

양명경증은 한사寒邪가 이裏로 들어와 조열燥熱로 변하여 실열實熱 증상을 나타내는 증이다. 양명대열증陽明大熱證이라고도 한다.

양명경증은 고열高熱, 오한증상이 아닌 오열증상[不惡寒反惡熱], 가슴이 답답하고 입이 마르는 갈증[煩渴引飮], 찌는 듯이 나타나는 과도한 땀[汗出蒸蒸], 심心에 번열이 나며 의식이 맑지 못하여 헛소리를 함[心煩譫語], 기침을 하는 듯한 거친 호흡[氣粗如喘], 설태황조舌苔黃燥, 맥홍대脈洪大와 같은 증상과 소견으로 표현된다.

한사寒邪가 양명경陽明經에 들어가 열사熱邪와 조사燥邪로 변하게 되면 이 조열이 양명경맥을 손상시키게 되는 경우 전신에 고열이 발생하며 이로 인한 오열惡熱 증상이 발생한다. 열로 인하여 피부가 부드러워지고 주리腠理가 열려 큰 땀이 찌는 듯하게 나오게 된다. 열이 심신心神을 억누르면 정신이 불안해지면서 조리에 맞지 않는 말을 하게 된다. 열사가 폐肺를 핍박하여 폐기肺氣의 숙강肅降 기능에 문제가 생겨 거친 호흡 및 호흡곤란이 발생한다. 열사로 인하여 진액이 메마르게 되므로 설태는 황조黃燥해지며, 열로 인하여 혈액이 끓어 올라 맥이 홍대洪大해진다.

병사가 양명경을 침범하여 나타내는 증상 및 소견과 특히 고열(대열大熱), 한출증증汗出蒸蒸(대한大汗), 번갈인음煩渴引飮(대번갈大煩渴), 맥홍대脈洪大의 소위 "사대四大" 증상이 확인될 경우 이 증으로 진단할 수 있다.

이 증의 치법으로는 맵고 찬 약물로 열을 식히는 신량청열법辛凉淸熱法 과 익기생진법益氣生津法을 흔히 사용하며 대표적인 처방으로는 백호탕白虎湯이 있다.

2. 양명부증陽明腑證

ICD-11 코드	SG61*	KCD-7 코드	U53*	*세부 식별 코드 없음

양명부증은 열사熱邪가 경經에서 부腑로 전입되어 실열實熱의 증상을 보이면서 동시에 장내에 대변의 적체가 발생한 증이다.

양명부증은 오후에 반복적으로 발생하는 열[日晡潮熱], 멈추지 않는 땀[汗出不止], 배가 부르고 손을 대는 것을 싫어함[腹滿拒按], 답답하고 열이 나서 헛소리를 하고[煩燥譫語], 심한 경우 정신이 혼미하여 손으로 옷 솔기나 침대 모서리를 더듬거나 만지작 거림[循衣摸床], 놀라고 두려워하여 불안해 함[驚惕不安], 단단하여 적체된 대변[大便秘結難下], 설황태 혹은 마르고 가시가 돋음[舌黃苔或焦燥起刺], 맥침실유력脈沈實有力과 같은 증상과 소견으로 표현된다.

열사熱邪가 경經에서 부腑로 전입되면 일포日晡시, 즉 양명기陽明氣가 가장 왕성한 일몰 전의 시점에 사기邪氣와 정기正氣 간의 상쟁으로 인해 조열潮熱이 발생하게 된다. 열로 인하여 피부가 이완되고 땀구멍이 열리면 땀이 그치지 않고 계속해서 나오게 된다. 양명의 조열사燥熱邪가 조박糟粕과 뭉치게 되는 경우 변의 비결秘結이 발생하고 이로 인하여 배가 부르고 통증이 생기며 손으로 누르는 것을 싫어하게 된다. 화열이 치성하여 위로 심신心神을 요동搖動시키면 경증의 경우에는 답답해하면서 헛소리를 하게 되고, 중증의 경우 정신이 혼미하여 옷이나 침상을 더듬거리는 모습을 보인다. 열이 성하여 진액이 손상되므로 설태舌苔가 황색을 띠거나 마르며 혀에 망자芒刺가 생긴다. 열이 안에서 맺히면 맥기脈氣가 상승하지 못하여 맥이 침실유력沈實有力해진다.

병사가 양명경陽明經에 있으면서 부腑로의 전입轉入을 나타내는 증상인 일포조열日晡燥熱,

한출부지汗出不止, 복만거안腹滿拒按, 대변비결大便秘結, 설태황조舌苔黃燥, 맥침실脈沈實 등의 소견이 있을 경우 이 증으로 진단할 수 있으며, 특히 실열 증상과 대변비결 등이 진단의 주요 근거가 된다. 이 증은 실열 증상이 나타난다는 점에서 양명경증陽明經證과 유사하나 양명경증의 경우 장중腸中에 변비와 같은 변의 적체가 없다. 양명부증의 경우 일포日晡시에 조열潮熱이 발생하며 대변의 비결秘結이 발생한다는 점에서 차이가 있다.

이 증의 치법으로는 하법下法을 통하여 열을 내리는 방법을 흔히 사용하며 대표적인 처방으로는 대승기탕大承氣湯이 있다.

6-3 소양병증少陽病證

소양병증은 발열 상태의 발병 후 며칠을 지난 후 나타나는 증으로 신체의 외부와 내부 층에서 나타나는 사기邪氣에 대한 반응이다.

소양병증은 교대로 나타나는 오한과 발열, 경도의 자발적인 발한, 식욕 감소, 입 안의 쓴맛, 인후의 건조함, 간헐적인 현기증, 가래를 동반한 기침, 가라앉으며 줄 같은 맥상, 늑골 아래의 저항감 및 불편감의 증상과 소견으로 표현된다.

소양병증은 주로 태양병이 해소되지 않고 병사가 안으로 전입하여 정기正氣와 사기邪氣가 표리表裏 중간에서 투쟁을 벌이는 경우에 나타나거나 혹은 병사가 직접 소양少陽에 직중直中하는 경우에 나타난다. 경우에 따라서는 궐음병厥陰病에서 소양병少陽病으로 전경傳經되기도 한다.

1. 소양반표반리증少陽半表半裏證

ICD-11 코드	SG62*	KCD-7 코드	U54*	*세부 식별 코드 없음

소양반표반리증은 사기邪氣가 인체의 소양담경少陽膽經에 침범하여 담膽의 기능을 방해한 증으로, 소양少陽은 인체의 근막筋膜을 주관하며 반은 표表에 반은 이裏에 위치한다.

소양반표반리증은 입 안의 쓴 맛[口苦], 눈 앞이 아찔한 현기증[目眩], 교대로 나타나는 오한과 발열[寒熱往來], 늑골과 옆구리의 그득함과 불편감[胸脇苦滿], 인후의 건조함[咽乾], 식욕 감소[默默不欲食], 구역질[喜嘔], 가슴의 답답함[心煩], 설태활백[舌苔滑白], 현맥[弦脈]의 증상과 소견으로 표현된다.

소양담경少陽膽經에 병이 들면 열사熱邪에 의하여 담즙이 밖으로 넘치게 되므로 입 안이

쓰고, 소양담경이 눈의 바깥쪽 각에서 시작하므로 열사熱邪에 의해 상훈上熏하여 눈앞이 아찔한 증상이 나타난다. 소양은 반표반리半表半裏를 주관하므로 정기正氣와 사기邪氣가 표리表裏간에서 상쟁相爭하되 정기가 승리하면 열이 발생하고 사기가 승리하면 한이 발생하여 한열왕래寒熱往來 현상이 나타난다. 소양담경은 늑골과 옆구리를 따라 아래로 내려오므로 소양에 병이 들면 가슴과 옆구리가 그득하고 괴로운 증상이 나타난다. 또한 열사熱邪에 의해 진액이 손상되므로 인후가 건조해진다. 담은 간의 아래에 붙어 있으면서 간과 표리관계를 이루며 경맥을 통하여 상호 속락屬絡관계에 있기도 하므로 담膽의 병은 그 영향이 간肝에도 미치게 되고 이는 위胃에 손상을 가져오므로 음식의 수납受納기능 및 소화시켜 내리는 화강和降기능이 상실되어 식욕이 줄어들고 자주 구역질을 하게 된다. 화열이 안에서 울결되면 신지神志가 불안해지므로 심번心煩 증상이 나타난다. 간담肝膽의 기氣가 울결되어 소설疏泄의 문제가 발생하면 진액과 기氣가 엉겨 모이게 되어 설태가 매끄럽고 하얗게 되며, 맥상脈狀도 줄같은 형태를 보이게 된다.

한열왕래寒熱往來, 흉협고만胸脇苦滿, 심번心煩, 희구喜嘔, 맥현脈弦과 같이 병위病位가 소양少陽에 있음을 나타내는 증상, 소견이 확인될 경우 이 증으로 진단할 수 있다.

이 증의 치법으로는 소양少陽을 화해和解시키는 방법을 흔히 사용하며 대표적인 처방으로는 소시호탕小柴胡湯이 있다.

6-4 태음병증太陰病證

태음병증은 발열 상태의 시작이나 중간 과정에서 나타나는 증으로 신체의 내부 층에서 나타나는 경도의 사기邪氣 침범 증상이다.

태음병증은 복부 팽만감, 복통, 설사, 식욕 저하, 구역감 및 구토의 증상과 소견으로 표현된다.

태음병증은 3음병三陰病의 가장 얕은 단계로, 3양병三陽病의 치료가 늦어지거나 잘못된 치료를 해서 비양脾陽이 손상되어 한습내성寒濕內盛이 발생하는 이허한증裏虛寒證이다. 또한 중양中陽이 부족하여 한사寒邪가 태음을 직중直中한 경우에도 나타난다.

1. 태음허한증太陰虛寒證

ICD-11 코드	SG63*	KCD-7 코드	U55*	*세부 식별 코드 없음

태음허한증은 본래 허약한 사람이 한사寒邪에 직중直中되거나 혹은 잘못된 치료로 인하여 비脾가 손상된 증이다.

태음허한증은 복부 팽만감[服滿], 구토[嘔吐], 간헐적 통증을 동반하는 설사[泄瀉時痛], 따뜻하게 하거나 눌러주면 덜해지는 복통[腹痛喜溫喜按], 갈증은 없음[口不渴], 설질담舌質淡, 맥침지脈沈遲와 같은 증상과 소견으로 표현된다.

태음비太陰脾는 중초中焦에 거처하는데 한사寒邪에 의하여 손상을 받으면 양기陽氣가 허虛해지게 되어 비위의 승강昇降 기능에 문제가 발생한다. 따라서 복부의 팽만감이 발생하고 음식이 잘 소화되지 않으며, 비양脾陽이 제 기능을 하지 못하여 비습脾濕이 운행하지 못하여 설사 시 통증이 있고, 따뜻하게 하거나 눌러주면 덜해지는 복통이 발생한다. 또한 한습寒濕에 의해서는 진액이 손상되지 않으므로 갈증은 발생하지 않는다. 설질舌質이 담담淡淡하고 맥상이 침지沈遲한 것은 모두 중초中焦가 허한虛寒함으로 말미암아 양기가 쇠약해져서 위로는 설舌을 자양하지 못하고 안으로는 맥을 충만케 하지 못하기 때문이다.

복만服滿과 복통腹痛, 설사泄瀉, 구불갈口不渴 등의 비양허쇠脾陽虛衰와 한습내성寒濕內盛의 증상들이 확인될 경우 이 증으로 진단할 수 있다.

이 증의 치법으로는 온중산한법溫中散寒法을 흔히 사용하며 대표적인 처방으로는 이중탕理中湯이 있다.

6-5 소음병증少陰病證

소음병증은 상한육경傷寒六經의 병변 발전과정 중에서 후기 단계에 속하는 증으로 신체의 내부 층에서 나타나는 중등도의 사기邪氣 침범 증상이다.

소음병증은 눕거나 휴식을 취하고 싶은 욕구, 흉부의 답답한 느낌, 갈증, 설사, 신체의 여러 부위에서 나타나는 통증이나 냉감, 가라앉고 약한 맥상의 증상 및 소견으로 표현된다.

병의 원인과 체질이 다르기 때문에 소음병은 다시 소음한화증少陰寒化證과 소음열화증少陰熱化證으로 구분된다.

1. 소음한화증少陰寒化證

ICD-11 코드	SG64*	KCD-7 코드	U56*	*세부 식별 코드 없음

소음한화증은 심신心腎의 양허陽虛로 인해 병사가 음화陰化하여 한증寒證이 나타나는 증이다. 본증은 치료 시기를 놓치거나 잘못된 치료 등으로 인하여 심신心腎의 양기가 손상되어 나타나거나 심신이 허한 상태에서 한사寒邪가 소음을 직중直中하여 나타난다.

소음한화증은 사지의 차가워짐[四肢厥冷], 손발의 차가워짐[手足發冷], 추위를 싫어함[畏寒], 정신적으로 맑지 못함[精神不清], 누워 자려고만 함[欲寐], 먹은 음식이 소화되지 않고 설사로 배출[下利清穀], 입이 마르지 않음[口不渴] 혹은 갈증이 있는 경우 따뜻한 음료를 선호함[口渴喜溫飮], 소변색이 맑고 다량으로 봄[小便清長], 설담태백舌淡苔白, 맥침미脈沈微와 같은 증상과 소견으로 표현된다.

심신心腎의 양기陽氣가 허虛하여 사지를 따뜻하게 하지 못하는 경우 사지 및 수족의 궐랭厥冷 증상이 나타나고 추위를 싫어하게 된다. 심신양허心腎陽虛한 경우 음한陰寒이 안에서 성盛하게 되어 정신이 위축되고 맑지 못하며 누워 자려고만 하게 된다. 먹은 음식이 소화되지 않고 설사로 배출되는 이유는 신양腎陽이 허쇠하여 비토脾土를 온후溫煦하지 못하여 수곡을 운화運化시키는 기능을 상실했기 때문에 나타난다. 음한이 안에서 성하므로 갈증은 잘 나타나지 않으며 만약 갈증이 있어도 따뜻한 음료를 마시려고 한다. 갈증이 생기는 원인은 신양腎陽이 허쇠하여 진액을 만들어내지 못하거나 심한 설사로 말미암아 진액이 소모된 경우이며 갈증은 그렇게 심하게 나타나지 않는다. 양기가 허하고 한寒이 과도한 경우 신양이 부족하여 소변색이 맑고 다량으로 배출되며, 기혈氣血이 설舌과 맥脈을 기르지 못하므로 설담태백舌淡苔白, 맥침미脈沈微 등이 나타난다.

외한畏寒, 궐랭厥冷, 하리청곡下利清穀, 맥침미脈沈微 등 심신心腎의 양허陽虛 증상들이 확인될 경우 이 증으로 진단할 수 있다.

이 증의 치법으로는 온양구역법溫陽救逆法을 흔히 사용하며 대표적인 처방으로는 사역탕四逆湯이 있다.

2. 소음열화증少陰熱化證

ICD-11 코드	SG64*	KCD-7 코드	U56*	*세부 식별 코드 없음

소음열화증은 심신心腎의 음허陰虛로 인해 허양虛陽이 성하여 열증熱證이 나타나는 증이다. 본증은 소음에 사기邪氣가 들어와 열로 변하여 진음眞陰이 손상되는 경우에 나타난다.

진단편

소음열화증은 가슴의 답답함[心煩], 불면증, 입이 마르고 목이 건조함[口燥咽乾], 황적색 소변[小便黃赤], 설홍강舌紅絳, 소태少苔, 맥세삭脈細數과 같은 증상과 소견으로 표현된다.

신수腎水가 휴허虧虛해지는 경우 수화水火가 균형을 잃고 상제上濟하지 못하게 되므로 심화心火가 홀로 성하게 되어 정신을 요란搖亂하여 가슴이 답답하고 불면증이 생기게 된다. 심신心腎이 음허陰虛한 경우 허양虛陽이 성하여 열로 인하여 진액이 손상되므로 입이 마르고 목이 건조하게 되며 소변색이 황적색으로 나타난다. 또한 심心은 혀에 개규開竅하므로 심화心火가 성하게 되는 경우 혀가 홍강색紅絳色을 띠게 되고, 진액이 마르고 화火가 왕성하여 맥세삭脈細數이 나타난다.

심번心煩, 불면不眠, 구조인건口燥咽乾, 설홍강舌紅絳, 맥세삭脈細數 등의, 심신心腎의 음허陰虛 증상들이 확인될 경우 이 증으로 진단할 수 있다. 이 증은 심신의 허虛로 인하여 증상들이 발생한다는 점에서 소음한화증少陰寒化證과 유사하나 소음한화증은 양허陽虛로 인하여 주로 한증寒證이 발생하며 소음열화증은 음허陰虛로 인해 주로 열증熱證이 발생한다는 점에서 차이가 있다.

이 증의 치법으로는 자음강화법滋陰降火法를 통해 심신心腎을 교통交通시키는 방법을 흔히 사용하며 대표적인 처방으로는 황련아교탕黃連阿膠湯이 있다.

6-6 궐음병증厥陰病證

궐음병증은 상한육경傷寒六經의 병변 발전과정 중에서 말기에 나타나는 증으로 신체의 내부 층에서 나타나는 고도의 사기邪氣 침범 증상이다.

궐음병증은 심한 권태감, 극도의 사지 냉감, 근육 경련, (때때로 나타나는) 과도한 발한, 흉부의 기이한 열감과 불편감이 동반되는 심계항진, 식욕이 있음에도 음식물을 섭취할 수 없는 증상, 식사 후 발생하는 구토, 소화되지 않은 음식물이 보이는 설사와 같은 증상과 소견으로 표현된다.

궐음병증은 정기正氣와 사기邪氣의 상쟁이 극도에 달하여 인체의 정기가 쇠약해지고 음양의 조절기능이 문란해져 한열이 착잡錯雜하는 복잡한 증후들이 나타나는 증이다. 궐음병은 타경락에서 치유되지 않은 질병이 발전되어 나타나는 경우가 많다.

1. 궐음회궐증厥陰蛔厥證

ICD-11 코드	SG65*	KCD-7 코드	U57*	*세부 식별 코드 없음

궐음회궐증은 궐음한사厥陰寒邪가 울체되어 있다가 위胃로 상승하여 위기胃氣가 허한虛寒해지고 사기가 요동침으로써 회충蛔蟲이 불안해져 때때로 번조煩躁 증상이 나타나는 병증이다.

궐음회궐증은 손발의 냉증[手足厥冷], 기가 갑자기 가슴으로 치고 올라가는 느낌[氣上撞胸], 심중의 통증과 열증[心中熱痛], 배가 고파도 먹고 싶지 않음[飢不欲食], 회충을 토함[吐蛔], 멈추지 않는 설사[下之則利不止]와 같은 증상으로 표현된다.

회궐蛔厥은 장한증臟寒證과 위열증胃熱證이 공존하는 상열하한上熱下寒 증상으로 위장기능이 문란해짐으로 인하여 장腸에 있던 회충이 위胃로 올라와 위기胃氣가 상역하여 회충을 밖으로 토해내기 때문에 발생한다. 수족궐랭手足厥冷, 기상당흉氣上撞胸, 심중열통心中熱痛, 기불욕식飢不欲食, 토회吐蛔, 하지즉리부지下之則利不止 등의 증상은 모두 음양의 조절 기능의 이상으로 한열이 착잡錯雜하여 발생한다.

기불욕식飢不欲食, 식즉토회食則吐蛔, 한열착잡寒熱錯雜 등 궐음한사厥陰寒邪가 상승하여 위기胃氣가 허한虛寒하게 되었음을 나타내는 증상이 확인될 경우 이 증으로 진단할 수 있다.

7 삼초변증三焦辨證

삼초변증은 청대의 의가 오당吳瑭(오국통吳鞠通, 1758–1836)에 의해 온병의 변증 방법으로 창안되었다. 그는 온병의 여러 단계에서 나타나는 증을 상초上焦, 중초中焦, 하초下焦의 세 범주로 귀납하였는데 그의 변증 방법은 오늘날 습열濕熱의 사기에 의한 온병의 변증에 주로 활용되고 있다.

상초의 증은 폐와 심포의 병태를 포괄하고 중초의 증은 위와 비의 병태를 포괄하며 하초의 증은 신과 간의 병태를 포괄한다.

삼초병의 각종 증후는 온병의 발전 과정 중의 세 가지 단계를 나타낸다. 상초증은 대개 온병의 초기 단계를 나타내고 중초증은 흔히 온병의 진행기를 나타내며 하초증은 대개 온병의 말기 단계를 나타낸다. 그 전변 과정은 일반적으로 상초 수태음폐경으로부터 개시하여 이로부터 중초로 전입되고 더 진행되면 하초로 진행하는 순서로 이루어지는데 이

것이 순전順傳이다. 그러나 침입한 병사의 세력이 강하거나 환자의 저항력이 약한 경우에는 병사病邪가 폐위肺衛로부터 수궐음심포경으로 전해진다. 이것이 역전逆傳이다.

삼초병의 전변은 병사의 성질과 인체 저항력의 강약 등에 의해 결정된다. 환자의 체질이 음허에 치우쳐 있고 저항력이 비교적 강하면 병사가 침범했을 때 온열溫熱, 온독溫毒, 풍온風溫, 온역溫疫, 동온冬溫을 형성하는데 이때 중초로 순전順傳이 이루어지면 흔히 양명조화증陽明燥化證을 이루고 하초로 전입되면 간신음허의 증을 이룬다. 환자의 체질이 양허에 치우쳐 있고 저항력이 비교적 약하면 병사가 침입했을 때 한습寒濕의 온병을 형성하고 이때 병사가 중초로 전입되면 흔히 태음습화증太陰濕化證을 이루며 하초로 전입되면 습구상양濕久傷陽의 증을 야기한다. 그런데 서사暑邪가 습열을 겸했을 때는, 병사가 중초로 전입되면 조증을 형성할 수도, 습증을 형성할 수도 있다. 또한 이 경우 병사가 하초로 전입되면 음을 손상할 수도, 양을 손상할 수도 있어 사기가 상겸을 이루는 요소에 따라 증이 달라지게 된다.

삼초병의 전변 과정은 비록 위로부터 아래로 내려오는 순서지만 이는 일반적인 경우를 말한 것일 뿐이며 고정불변의 순서는 아니다. 어떤 경우에는 상초에 병사가 침범하였으나 치료를 거쳐 전변 없이 치유되는 수도 있고 어떤 경우에는 상초로부터 직접 하초로 이행되는 경우도 있으며 또 어떤 경우에는 중초로부터 간·신으로 다시 전이될 수도 있다. 이는 육경병증의 순경전, 월경전과 유사하다. 또한 발병 초기에 바로 중초 태음의 증상이 나타나는 경우도 있으며 발병 즉시 궐음 증상이 나타나는 경우도 있는데 이는 육경병증의 직중과 유사하다. 이 밖에 두 초의 증상이 섞여 나타나거나 병사가 삼초 전체에 확산되는 경우(습열미만삼초증濕熱彌漫三焦證)도 있다. 이는 육경병증의 합병, 병병과 유사하다.

7-1 상초증上焦證

ICD-11 코드	SG70	KCD-7 코드	U59.0(上焦燥熱證, 毒壅上焦證)

병사病邪가 폐로 들어가면 가벼운 오한·오풍[微惡風寒], 신열身熱, 자한自汗, 해수咳嗽, 오후열성午後熱盛의 증상이 보인다. 갈증은 있을 수도 있고 없을 수도 있다. 맥은 부삭浮數하며 양촌兩寸에 대맥大脈이 잡힌다.

병사가 심포心包로 들어가면 혀의 움직임이 부자유스러워지고[舌蹇], 사지궐냉四肢厥冷, 신혼神昏, 섬어譫語가 나타난다.

온병의 사기는 코와 입으로 침입하고 위로부터 아래로 이동한다. 코는 폐와 연결되고 수태음手太陰에 속하므로 온병이 개시될 때는 폐위肺衛가 사기를 받았음을 보여주는 증상이 나타난다.

위에서 설명한 바와 같이 온병의 사기가 폐를 침범한 이후, 이의 전변 방향은 둘로 나뉜다. 하나는 순전順傳으로서 병사가 상초로부터 중초로 전이되어 위胃의 증후가 출현하는 것을 말한다. 다른 하나는 역전逆傳으로서 폐로부터 심포로 병사가 전입하여 사함심포邪陷心包의 증후가 나타나는 것을 말한다.

7-2 중초증中焦證

ICD-11 코드	SG71	KCD-7 코드	U59.1(暑濕困阻中焦證, 中焦濕熱證)

양명조열陽明燥熱에서는 면목홍적面目紅赤, 호흡기조呼吸氣粗, 변비, 구조인건口燥咽乾, 구순초열口脣焦裂이 나타나며 설태는 황태 또는 초흑태焦黑苔, 맥은 침맥沈脈, 유맥濡脈이 나타난다.

태음습열太陰濕熱에서는 면색담황面色淡黃, 두창頭脹, 신중身重, 신열불양身熱不揚, 불식불기不食不飢, 소변불리小便不利, 대변불상大便不爽 혹은 설사가 나타나며 설태는 황태, 맥은 세細하고 유맥濡脈, 삭맥數脈의 맥상이 겸하여 나타난다.

온병은 상초로부터 시작되는데 순전順傳의 과정을 거쳐 중초에 이르면 비위의 증후가 나타난다. 비와 위는 표리 관계를 이루지만 그 특성은 각기 다르다. 위는 습윤함을 좋아하고 건조함을 싫어하므로 위가 마르면 탁기濁氣가 빠져나가지 못해 정체되며, 사기가 중초로 들어와 조사를 따라 변화되면 양명陽明의 조열燥熱 증후가 나타난다. 비는 건조함을 좋아하고 습한 상태를 싫어하므로 비에 습이 쌓이면 비기가 장애를 받아 운화가 이루어지지 못하게 되고 사기가 중초로 들어와 습을 따라 변화되면 태음太陰의 습열濕熱 증후가 나타난다.

7-3 하초증下焦證

ICD-11 코드	SG72	KCD-7 코드	U59.2(下焦濕熱證)

하초의 진음眞陰이 손상되면 신열身熱, 면적面赤, 수족심열手足心熱, 구건口乾, 신피神疲, 이롱耳聾이 나타나며 설면은 건조하고 맥상은 허대虛大하다.

신음의 손상으로 간을 자양하지 못하면(수불함목水不涵木) 간풍내동肝風內動의 증후가 나

진단편

타난다. 수족연동手足蠕動, 심하면 계종瘈瘲이 나타나며 심계心悸가 심해지고 신열身熱, 신피神疲 증상이 보인다. 혀는 강설絳舌에 소태, 맥은 허맥이 나타난다.

8 위기영혈변증衛氣營血辨證

위기영혈변증은 청대의 의가 섭계葉桂(섭천사葉天士, 1666−1745)에 의해 온병溫病의 변증 방법으로서 창안된 변증 체계다. 섭계는 상한傷寒과 함께 외감병의 양대 범주의 하나인 온병에 대해 그 전변 단계를 위분衛分, 기분氣分, 영분營分, 혈분血分의 네 단계로 구분하였다. 위분은 표증의 단계이며 기분으로부터는 이증의 단계이되 기분은 열이 왕성한[熱盛] 상태, 영분·혈분은 열사熱邪의 활동과 함께 음陰, 혈血이 손상된 상태라 할 수 있다.

8-1 위분증衛分證

위분증은 외감 온병外感溫病의 초기 단계에 해당하며 사기가 위분衛分의 표表 부위에 침범한 것으로 발열發熱, 약간의 오풍惡風·오한惡寒, 두통의 증상과 설첨홍舌尖紅, 맥부삭脈浮數의 설·맥 소견이 나타난다.

1. 습알위양증濕遏衛陽證

ICD-11 코드	SG80	KCD-7 코드	U59.4

습알위양증은 습濕이 위분衛分에 침투하여 위분의 기가 울체鬱滯된 증이다.

오한惡寒, 발열發熱, 약간의 발한[少汗], 두통, 두중頭重, 신중身重, 흉완비민胸脘痞悶, 납매納呆, 구불갈口不渴(또는 갈증은 느끼나 물을 마시지 않음)의 증상이 나타나며 설태는 백니白膩하고 유맥濡脈 또는 완맥緩脈이 보인다.

이 증의 치법으로는 화습투표化濕透表, 삼습설열滲濕泄熱의 방법을 적용하며 대표적인 처방으로 삼인탕三仁湯이 있다.

2. 온사침습폐위증溫邪浸襲肺衛證

ICD-11 코드	SG81	KCD-7 코드	U59.4

온사침습폐위증은 온사溫邪가 폐를 침범하여 폐의 선발숙강宣發肅降 작용과 위기의 개합開闔 작용이 실조된 증이다.

발열, 오한이 비교적 가볍게 나타나며 두동頭疼, 지체동통肢體疼痛, 인통咽痛, 해수咳嗽, 비색鼻塞, 유체流涕가 나타난다. 약간의 갈증이 있다. 땀은 많지 않거나 무한無汗이고 오심惡心 증상이 동반되기도 한다. 설태는 박백薄白하고 맥은 부삭浮數하다.

이 증의 치법으로는 신량해표법辛涼解表法을 사용하며 은교산銀翹散과 상국음桑菊飮이 대표적인 처방이다.

8-2 기분증氣分證

1. 열입기분증熱入氣分證

ICD-11 코드	SG90	KCD-7 코드	U59.5

열입기분증은 온열의 사기가 기분氣分으로 들어가 열이 기의 흐름을 정체시킨 증이다.

발열, 불오한不惡寒을 주된 증상으로 하며 구갈口渴, 다한多汗, 호흡기조呼吸氣粗, 소변단적小便短赤, 변비, 심번心煩, 면적面赤이 나타나고 혀는 홍설에 황태, 맥은 홍삭洪數하다.

이 증의 치법으로는 청설기분淸泄氣分의 방법을 적용하며 백호탕白虎湯, 황금탕黃芩湯, 선백승기탕宣白承氣湯 등을 사용할 수 있다.

2. 기분습열증氣分濕熱證

ICD-11 코드	SG91	KCD-7 코드	없음

기분습열증은 습열濕熱이 기분氣分에 침입한 증이다.

습열의 특징적 발열 양상인 신열불양身熱不揚 증상이 나타나며 흉통胸痛, 복만腹滿, 오심惡心, 구토嘔吐, 두신곤중頭身困重, 신피神疲, 핍력乏力, 소변황적小便黃赤 증상이 보인다. 얼굴은 노랗고[面黃], 혀는 홍설, 설태는 황니黃膩하고 맥은 유삭濡數 또는 활삭滑數하다.

이 증의 치법으로 청열이습淸熱利濕, 방향화탁芳香化濁의 방법을 적용하며 감로소독단甘露消毒丹, 삼인탕三仁湯, 곽박하령탕藿朴夏苓湯 등을 사용할 수 있다.

3. 습조기분증濕阻氣分證

ICD-11 코드	SG92	KCD-7 코드	U59.5

습조기분증 역시 습열의 사기가 기분에 침입한 증이다. 그러나 기분습열증과 달리 습이 중심이 되는 증으로서 신열불양身熱不揚과 함께 흉완비민胸脘痞悶, 복만腹滿, 납매納呆, 오심, 설사, 구점니口粘膩, 두중頭重, 지체산중동통肢體痠重疼痛 등의 습체濕滯 증상이 뚜렷하다. 설태는 활니滑膩하고 맥은 유완濡緩 또는 활滑하다.

선통기기宣通氣機하면서 청열이습淸熱利濕, 방향화탁芳香化濁하는 치법을 적용하며 감로소독단甘露消毒丹, 의이죽엽산薏苡竹葉散 등을 사용할 수 있다.

8-3 영분증營分證

영분증은 온병이 더욱 진행된 상태로 사열邪熱이 영분으로 들어가 심心을 어지럽혀 나타나는 증이다.

밤에 심해지는 발열[身熱夜甚], 번조煩躁, 신혼神昏, 섬어譫語 증세가 나타나고 발진이 나타나기 시작하며 혀는 강설絳舌, 맥은 세삭細數하다.

1. 열입영분증熱入營分證

ICD-11 코드	SH01	KCD-7 코드	U59.6

열입영분증은 영분 단계에의 대표적인 증형에 해당한다. 온열의 사기가 영분에 침입하여 심心을 어지럽힌 병증이다.

밤에 심해지는 발열[身熱夜甚], 심번心煩, 불면不眠, 가벼운 반진[斑疹隱隱], 신혼神昏, 섬어譫語, 경궐驚厥이 나타나며 혀는 강설絳舌이고 맥은 세삭細數하다.

이 증의 치법으로 청영사열淸營瀉熱, 투열양음透熱養陰의 방법을 적용하며 이 증을 치료하는 처방으로 청영탕淸營湯, 안궁우황환安宮牛黃丸, 자설단紫雪丹 등이 있다.

2. 열입영혈증熱入營血證

ICD-11 코드	SH02	KCD-7 코드	없음

열입영혈증은 온열의 사기가 영분營分과 혈분血分에 들어와 음혈陰血을 손상시키고 심신心神을 어지럽힌 증이다.

밤에 심해지는 발열[身熱夜甚], 번조煩躁, 불면不眠, 반진과 함께 국소의 홍종紅腫, 출혈出血이 나타난다. 번갈煩渴이 수반된다. 혀는 강설 또는 자설이고 맥은 세삭하다.

이 증의 치법으로 양혈청열해독凉血淸熱解毒의 방법을 적용하며 서각지황탕犀角地黃湯이나 청온패독산淸瘟敗毒散을 가감하여 치료한다.

附: 영위불화증營衛不和證

ICD-11 코드	SH00	KCD-7 코드	없음

국제표준질병사인분류 11판은 영분증 단원에 영위불화증을 수록하였다. 영위불화증은 외감병의 초기 단계에서 사기의 침범으로 인해 영기와 위기의 조화가 상실된 상태를 말한다. 『상한론』에서는 영기가 약하고 위기가 강한[營弱衛强] 경우를 예로 들었는데 이는 계지탕桂枝湯을 투여해야 할 경우로서, 앞서 설명한 육경변증 단락의 태양중풍증太陽中風證에 속한다. 영위불화증에 대해서는 향후 국제질병사인분류 체계 내에서 재조정이 있어야 할 것으로 생각된다.

8-4 혈분증血分證

혈분증은 외감 온병의 가장 심한 단계로서 온열의 사기가 음혈을 손상시켜 고갈되게 한 상태에 해당한다. 고열高熱, 신혼神昏, 추휵抽搐과 함께 객혈喀血, 육혈衄血, 요혈尿血, 변혈便血 등의 다양한 양상의 출혈이 나타나는 것이 특징이다. 세부 증형에 따라 심心, 간肝, 신腎의 증상이 동반된다.

1. 열입혈분증熱入血分證

ICD-11 코드	SH11	KCD-7 코드	U59.7

열입혈분증은 온열의 기가 혈분에 침입하여 혈을 핍박[迫血]하여 발생한다.

고열이 있고 야간에 더욱 심하며 반진이 분명하게 나타난다. 토혈, 육혈, 요혈, 변혈 등의 출혈 증이 나타난다. 신혼神昏, 섬어譫語, 추휵抽搐, 번조불녕煩躁不寧 등이 동반된다. 혀는 진한 강설絳舌이며 설태가 줄어들고 심하면 경면설鏡面舌이 형성된다. 맥은 세삭細數 혹은 현삭弦數하다. 때로 규맥芤脈이 겸하여 나타난다.

이 증의 치법으로 청열양혈淸熱凉血의 방법을 적용하며 치료 처방으로 서각지황탕犀角地黃湯, 신서단神犀丹 등이 있다.

2. 음허풍동증陰虛風動證

ICD-11 코드	없음	KCD-7 코드	없음

음허풍동증은 온열의 사기가 신정腎精과 간음肝陰을 소모시켜 허열虛熱의 증상과 근육 운동의 이상을 초래한 병증이다.

수족연동手足蠕動, 심할 경우 추휵抽搐이 보이며 저열低熱, 오심번열五心煩熱, 신체소수身體消瘦, 정신위둔精神萎頓의 증상이 나타난다. 면색부홍面色浮紅하며 혀는 홍설에 설면이 건조하고 맥은 허삭虛數하다.

이 증의 치법으로 자음식풍滋陰熄風의 방법을 적용하며 치료 처방으로 삼갑복맥탕三甲復脈湯, 대정풍주大定風珠가 있다.

3. 열작진음증熱灼眞陰證

ICD-11 코드	없음	KCD-7 코드	없음

열작진음증은 온열의 사기가 간肝, 신腎의 음陰을 고갈시켜 나타난 음허양항陰虛陽亢의 특성을 갖는 증이다. 흔히 온병의 종말 단계에서 나타난다.

지속되는 저열低熱이 보이며 저녁에 열이 오르고 아침에는 내린다. 수족심手足心의 번열煩熱이 나타나고 도한盜汗, 심번心煩, 불면不眠, 구조인건口燥咽乾, 신체소수身體消瘦, 양권홍적兩顴紅赤이 보인다. 혀는 강설絳舌이면서 설면이 건조하고 맥은 세삭細數하거나 허대虛大하다.

이 증의 치법으로 자음청열滋陰清熱의 방법을 사용며 대표적인 처방으로 가감복맥탕加減復脈湯이 있다.

附: 위분, 기분, 영분, 혈분의 상겸증

온병의 진행 과정에서는 위분, 기분, 영분, 혈분 단계의 증만이 나타나는 것이 아니고 두 단계에서 보이는 증상이 함께 나타나기도 한다. 이러한 증으로서 위기동병증衛氣同病證, 위영동병증衛營同病證, 기영양번증氣營兩燔證, 기혈양번증氣血兩燔證이 있다. 앞서 소개한 열입영혈증熱入營血證도 그러한 예로서, 영분증과 혈분증의 상겸증이다.

9 사상체질변증四象體質辨證

사상의학四象醫學은 이제마李濟馬(1838–1900)가 창시한, 한국 고유의 독창성을 간직한 의학이다. 사상의학에 따르면 환자의 체질에 따라 질병의 경과, 진단, 치료, 예후 및 일상생활의 건강관리 방법이 달라진다. 따라서 정확한 체질 진단이 중요하다. 사상체질의학에서 체질을 진단하는 요소로 체형, 안면 형태, 음성, 피부 상태, 맥진 소견, 성정性情, 소증素證 및 병증病證 등이 있는데 그 동안의 연구에서 이러한 요소를 토대로 정확한 체질을 진단하려는 노력이 있어 왔다. 따라서 본 교재에서는 사상체질병증에 대한 변증 방법을 설명하기 전에 사상체질을 진단하는 방법을 먼저 설명하고자 한다.

9-1 사상체질 진단

『동의수세보원東醫壽世保元·사상인변증론四象人辨證論』에 "그 사람을 알고 그 사람의 증證을 알면 약을 쓰는 데 의심할 바가 없다"[1]라고 하여 병을 치료하는 데 먼저 사람을 아는 것 즉 지인知人이 중요함을 이야기하고 있다.

구체적인 체질 감별의 지표로서, 이제마李濟馬는 체형기상體形氣像=體形氣象과 성질性質, 재

1) 明知其人, 而又明知其證, 則應用之藥必無可疑。

간材幹=才幹, 그리고 용모容貌와 사기詞氣를 언급하였고 "사람의 인물을 자세히 살피고, 의혹이 있다면 병증을 참고하여 의혹을 없앤 이후에 약을 쓰는 것이 좋다"[2]고 하였으며, "태음인太陰人과 소음인少陰人은 체형이 간혹 비슷하여 구별하기 어려운데 그 병증을 살펴보면 반드시 분별할 수 있다"[3]고 하여 체질을 구분하는 데 용모, 체형, 병증 등을 잘 살필 것을 강조하고 있다.

『동의수세보원東醫壽世保元·사단론四端論』에 따르면, 사람의 심성心性이 장부대소臟腑大小의 차이, 즉 폐비간신肺脾肝腎의 대소 차이를 만들고, 장부대소의 차이가 외형外形의 구조적 차이로 나타나며, 외형의 구조가 인체 기능장애를 일으켜 병증이 생긴다고 하고 있다. 즉 내재된 성정性情과 장부대소의 불균형이 병증을 일으키는 근본이라고 보는 것이다. 이 때 장부대소는 무리[黨]를 짓게 되는데, 크게 폐무리[肺之黨]와 간무리[肝之黨], 비무리[脾之黨], 신무리[腎之黨]를 이루게 된다. 폐무리에는 위완胃脘과 혀, 귀, 두뇌, 피모皮毛가 있고 간무리에는 소장小腸과 배꼽, 코, 요척腰脊, 육肉이 있으며 비무리에는 위胃와 가슴, 눈, 배려背膂, 근筋이 있고 신무리에는 대장大腸과 전음前陰, 입, 방광膀胱, 뼈가 있다. 이들 무리의 일정한 짝이 상호불균형을 나타내게 된다.

여기서 폐무리가 크고 간무리가 작은 사람을 태양인太陽人, 폐무리가 작고 간무리가 큰 사람을 태음인太陰人, 비무리가 크고 신무리가 작은 사람을 소양인少陽人, 비무리가 작고 신무리가 큰 사람을 소음인少陰人이라 한다.

이는 사람의 병증이 짝지어진 장부의 대소 불균형에서 나온다는 것을 의미한다. 즉 사람의 병증은 기능 장애에서 오고 기능 장애는 그 사람 외형의 구조 차이에서 발생하며 그 구조의 약점은 폐비간신肺脾肝腎 장기의 불균형에서 온다는 것이다. 이제마는 더 나아가 장기의 불균형은 애노희락哀怒喜樂의 성정性情 불균형에서 발생한다고 하였다.

예를 들어 허리나 배가 아프거나, 기관지가 불편한 증상이 있는 이유는 각각 허리[腰圍·腰脇]·엉덩이[脊曲·膀胱]의 기능이 약하거나, 머리[腦顀·背顀]·가슴[胸襟·胸腋]의 기능이 약해서 오는데, 이는 각각 허리·엉덩이 또는 머리·가슴의 구조적 약점에서 발생하고, 이는 다시 폐비간신肺脾肝腎의 장부와 애노희락哀怒喜樂 성정性情의 불균형에서 오게 된다(다음 그림).

---

2) 人物形容, 仔細商量, 再三推移。如有迷惑, 則參互病證, 明見無疑, 然後可以用藥。

3) 太陰、少陰人, 體形或略相彷彿, 難辨疑似, 而觀其病證, 則必無不辨。

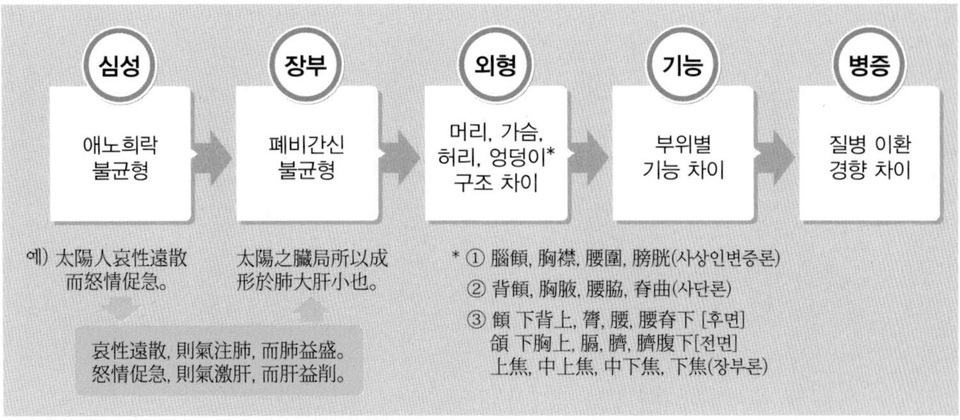

『동의수세보원』에 제시된 사상체질의 형성 기전

이런 점에서 이제마는 사상체질을 진단하는 기본요소를 외형外形, 심성心性, 병증病證으로 설정하였다. 이는 체질을 진단할 때 기본적으로 인체형태, 마음가짐, 불편증상 등을 참고해서 진단해야 한다는 의미이다. 따라서 최근 사상체질 연구에서는 대부분 이 요소를 이용하여 체질을 진단하고 있다.

여기서 외형에 해당하는 요소로는 소위 체형기상體形氣像=體形氣象, 용모사기容貌詞氣와 피부의 특징이 있으며 심성에 해당하는 요소로는 소위 성기性氣, 정기情氣, 성질재간性質材幹=性質才幹, 항심恒心과 심욕心慾이 있고 병증에 관련된 요소로는 소증素證, 현증現證, 소병素病, 현병現病, 대병大病, 완실무병完實無病(의 조건) 등이 있다. 병증에 관련된 요소는 체질 진단에도 활용되고 증의 진단에도 활용되는 요소이다. 이런 요소를 통해 체질을 진단한 뒤 병증을 변별하게 된다.

이를 표로 나타내면 아래와 같다.

사상체질 진단 및 사상체질 병증 진단 요소

사상체질 진단 및 병증 진단 요소		세부요소
체질 진단(변질辨質)에 활용되는 요소	외형外形	체형기상體形氣像, 용모사기容貌詞氣, 피부
	심성心性	성기性氣, 정기情氣, 성질재간性質材幹, 항심恒心, 심욕心慾
체질 진단과 증의 진단(변증辨證)에 활용되는 요소	병증病證	소증素證, 현증現證, 소병素病, 현병現病, 대병大病, 완실무병完實無病

이제부터는 체질을 진단하는 요소들이 체질별로 어떤 특징을 가지는지 하나씩 살펴보도록 하자.

1. 외형外形

외형 요소에는 체형기상과 용모사기, 피부가 포함된다.

1.1 체형기상體形氣像

『동의수세보원東醫壽世保元·사상인변증론四象人辨證論』에 체질별로 체형기상體形氣像=體形氣像을 제시하고 있다. 체형은 몸의 형태를 말하며 기상은 형태를 통해 느껴지는 기세를 말한다.

태양인은 뇌추腦顀(뒷덜미)가 위로 향하는 형세[起勢]에 힘이 있고[盛壯] 허리[腰圍]가 직립한 모습[立勢]에는 힘이 없어 보인다[孤弱]. 소양인은 흉금胸襟(가슴)의 감싸는 형세[包勢]가 우람하고[盛壯] 엉덩이["膀胱"]의, 앉은 상태에서의 형세[坐勢]가 볼품없다[孤弱]. 태음인은 허리[腰圍]의 직립한 모습[立勢]이 힘 있어 보이고[盛壯], 뒷덜미(뇌추)가 위로 향하는 형세[起勢]에는 힘이 없어 보인다[孤弱]. 소음인은 엉덩이의, 앉은 상태에서의 형세[坐勢]가 풍성해 보이고[盛壯] 가슴(흉금)의 감싸는 형세[包勢]가 볼품없다. 『동의수세보원·사상인변증론』에서는 이러한 설명에 덧붙여, 태양인 체형 자체는 구분하기 어렵지 않지만 그 수가 적어서 구분에 어려움이 있을 수 있다 하였다. 또한 소양인은 상체가 충실하고 하체가 부실한 체형으로서 가장 쉽게 구분되는 체형이라고 설명하였다.

이를 바탕으로 사상인의 체형을 간략하게 도식화하면 태양인은 머리 부분이 발달하고 허리 부분이 취약한 체형, 소양인은 가슴 부분이 발달하고 엉덩이 부분이 취약한 체형, 태음인은 가슴 부분이 취약하고 허리 부분이 발달한 체형, 소음인은 가슴 부분이 취약하고 엉덩이 부분이 발달한 체형을 가지고 있다고 말할 수 있다(다음 그림 참조).

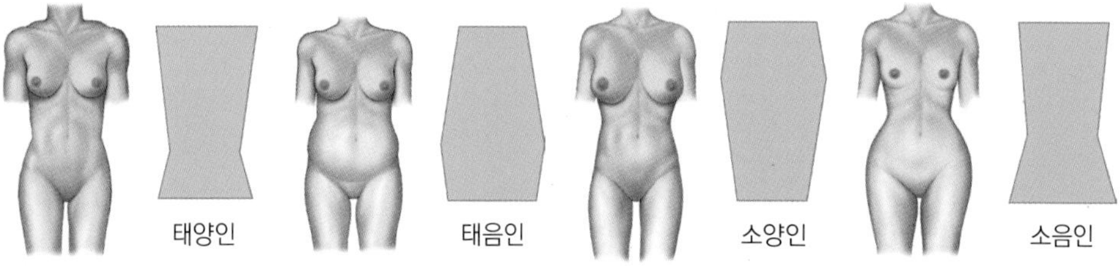

체질에 따른 체간부의 개형概形

1.2 용모사기容貌詞氣

『동의수세보원·사상인변증론』에 태음인과 소음인의 용모사기容貌詞氣, 즉 생김새와 말투를 설명하였다. 태음인의 용모사기에 대해서는 "기거유의起居有儀"와 "수정정대修整正大"로 표현하였는데, 이는 '점잖다', '바르다', '격식이 있고 형식을 따진다', '반듯하다', '기품 있다', '절도가 있다', '공명정대하다' 등으로 해석되며 이를 태음인의 특성으로 볼 수 있다. 한편 소음인의 용모사기에 대해서는 "체임자연體任自然"과 "간이소교簡易小巧"로 표현하였는데, 이는 '자연스럽다', '어색하지 않다', '필요한 말만 한다', '간결하다' 등으로 해석되며 이를 소음인의 특성으로 볼 수 있다.

1.3 피부

『동의수세보원·사상인변증론』에서 체질별로 피부의 특성이 다르다고 하였다. 생리적 피부 특성으로 태음인은 '견실堅實'하고 소음인은 '부연浮軟'한 특징이 있다고 하였고, 병리적 피부 특성으로서 태음인은 '양강견밀陽剛堅密'할 경우에, 즉 땀구멍이 조여져 발한이 되지 않을 경우에 큰 병이 되고 소음인은 같은 상황이 오히려 건강의 지표가 되는 특성이 있다고 하였다. 즉 피부를 체질 진단과 건강 평가의 지표로 제시하였다.

이상에서 설명한 외형의 요소, 즉 체형기상과 용모사기 및 피부에 관련된 임상지표들은 사상체질의학 진단 분야에서 수치로 객관화할 수 있는 것으로서 지금까지 많은 연구들이 진행되어 왔고 앞으로도 이런 방향의 연구는 계속될 것으로 생각된다.

2. 심성心性

『동의수세보원東醫壽世保元·사단론四端論』에 따르면 사상체질은 애노희락哀怒喜樂의 성정에서 출발했다고 볼 수 있으므로 체질을 감별할 때 심성을 중요시 여긴다. 심성을 표현하는 요소로 성기性氣와 정기情氣, 성질재간性質材幹, 사상인 항심恒心이 있다.

2.1 성기性氣와 정기情氣

사상체질별로 성기性氣와 정기情氣의 특성이 있다. 태양인의 성기性氣는 나아가려고만 하고 물러서지 않는 특성이 있고 태양인의 정기情氣는 남자다워지고자 하고 여성스러워지지는 않는 특징이 있어 진취적이고 저돌적이라 할 수 있다.

소양인의 성기性氣는 일을 벌이고 마무리하지 못하는 특성이 있고 소양인의 정기情氣는 바깥 일을 추구하고 내적인 것을 좋아하지 않는 특징이 있어 적극적이고 외향적이라 할 수 있다.

태음인의 성기性氣는 조용히 있으려고만 하고 움직이지 않는 특성이 있고 태음인의 정기情氣는 가만히 지키되 밖으로 이기지 않으려 하므로 보수적이고 실질을 추구한다고 할 수 있다.

소음인의 성기性氣는 항상 머무르고자 하며 나아가지 않는 특성이 있고, 소음인의 정기情氣는 여성다워지고자 하고 남성스러워지지 않는 특징이 있어 소극적이고 안정 지향적이 된다.

2.2 성질재간性質材幹

사상체질별로 성질재간性質材幹=性質才幹에 특성이 있다.

태양인은 소통에 강점이 있어 타인과 교류에 능하고, 소양인은 강무剛武에 강점이 있어 용감하고 사무事務에 능해 일처리를 잘하며, 태음인은 성취에 강점이 있고, 소음인은 단중端重하여 무리를 잘 이루게 된다.

2.3 항심恒心

사상인은 또한 항심恒心이 있다. 태음인의 항심은 겁심怯心(새로운 일을 하기 전에 겁내는 마음)이고, 소양인의 항심은 구심懼心(일을 시작해 놓고 그 일이 마무리가 안 되어서 나타나는 조바심)이고, 소음인의 항심은 불안정지심不安定之心(불안한 마음), 태양인의 항심은 급박지심急迫之心(조급한 마음)이다.

체질을 진단할 때는 이상에서 설명한 성기와 정기, 성질재간과 항심에 대해 면밀하게 관찰하여야 한다.

3. 증證

3.1 완실무병完實無病

사상체질별로 완실무병完實無病의 조건, 즉 건강이 유지될 수 있는 조건이 각각 달리 존재한다. 『동의수세보원·사상인변증론』에 따르면 태양인은 소변왕다小便旺多하면 완실무병完實無病하고 태음인은 한액통창汗液通暢하면 완실무병하고, 소양인은 대변선통大便善通하면 완실무병하고 소음인은 음식선화飮食善化하면 완실무병하다고 하였다.

즉 태양인은 소변에 문제가 생기면 병이 생기고, 태음인은 땀을 흘리지 않고 흘리더라도 개운하지 않으면 병이 생기며 소양인은 대변이 시원하지 않고 변비가 있으면 병이고 소음인은 소화가 잘 안 되면 병이 된다는 말이다.

이런 지표들은 사상체질 진단 및 병증진단에 잘 활용할 수 있는 지표들이라고 할 수 있다.

3.2 맥脈

맥에 대해서는 『동의수세보원·의원론醫源論』에 "맥법은 집증執證의 한 가지 단서로서, 그 이치가 부침지삭浮沈遲數에 있다"[4]고 하였다. 즉 『동의수세보원·의원론醫源論』에서는 맥을 집증의 실마리로만 활용했고, 부침지삭을 제외한 맥을 중요하게 평가하지 않았다. 다만 「변증론」에는 "태음인 맥은 장長하고 긴緊하나, 소음인 맥은 완緩하고 약弱하다"[5]고 하여 체질별로 맥상의 차이를 제시하고 있어 체질 진단을 할 때 하나의 지표로 사용할 수 있는 근거가 된다.

3.3 소증素證/병증病證

기존의 한의학이 병증病證을 중심으로 환자를 치료하는 데 초점을 두었다면, 사상체질의학은 평소 증상 즉 소증素證을 중요시하고 있다. 이는 사상체질의학의 가장 큰 특징이다. 사상체질의학에서는 사람의 감별(변인辨人=변질辨質)을 중요시한다. 따라서 그 사람이 평소에 어떤 증상을 가지고 있었는지, 그 증상이 현재 어떻게 변화하고 있는지를 중요하게 생각한다. 그러므로 환자에게 문진을 할 때 현재 증상뿐 아니라 그 사람의 평소 증상과 그 증상의 변화에 주목해야 한다.

3.4 보명지주保命之主

보명지주는 사상인 각각의 생명을 지켜주는 기운으로 통상 약한 장기의 기운을 말한다. 이는 사상인의 건강을 평가하는 중요한 척도가 된다. 소음인은 양난지기陽暖之氣, 소양인은 음청지기陰淸之氣, 태음인은 호산지기呼散之氣, 그리고 태양인은 흡취지기吸取之氣를 사상

4) 若夫脈法者, 執證之一端也, 其理在於浮沈遲數。

5) 太陰人脈長而緊; 少陰人脈緩而弱。

진단편

인의 보명지주로 삼는다.

지금까지 이야기한 체질 진단 요소의 체질별 특성을 정리하면 아래와 같다.

『동의수세보원 · 사상인변증론』에 근거한 외형, 심성, 병증

		태음인	소음인	소양인	태양인
외형	신체 균형 體形氣像	허리가 발달, 두항부는 취약 腰圍之立勢盛壯, 而腦頓之起勢孤弱。	둔부가 발달, 흉부는 취약 膀胱之坐勢盛壯, 而胸襟之包勢孤弱。	흉부가 발달, 둔부는 취약 胸襟之包勢盛壯, 而膀胱之坐勢孤弱。	두항부가 발달, 허리는 취약 腦頓之起勢盛壯, 而腰圍之立勢孤弱。
	겉모습과 말투 容貌詞氣	의젓하다 起居有儀而修整正大。	소탈하다 體任自然而簡易小巧。		
	근육과 피부 肌肉	치밀하다 肌肉堅實。	부풀어 있다 肌肉浮軟。		
심성	내재적 심리 특성 性氣	정적인 성향 恒欲靜而不欲動。	내향적 성향 恒欲處而不欲出。	다양한 시도를 추구 恒欲擧而不欲措。	줄기찬 추진을 추구 恒欲進而不欲退。
	행동 특성 情氣	내 것을 지키려 함 恒欲內守而不欲外勝。	남에게 순종함 恒欲爲雌而不欲爲雄。	남의 것을 쟁취하려 함 恒欲外勝而不欲內守。	남을 지배하려 함 恒欲爲雄而不欲爲雌。
	성격의 장점 性質材幹	성취에 유능함 머무름에 유능함 性質長於成就, 而材幹能於居處。	방정 · 진중함 군중과 잘 어울림 性質長於端重, 而材幹能於黨與。	굳셈 일 처리를 잘 함 性質長於剛武, 而材幹能於事務。	잘 소통함 사귀는 데 유능함 性質長於疏通, 而材幹能於交遇。
	항심 恒心	겁내는 마음 (지레 겁을 냄) 怯心	불안정한 마음 不安定之心	두려워하는 마음 (위협에 쉽게 동요함) 懼心	조급한 마음 急迫之心
질병과 맥상	건강의 조건 完實無病	땀이 잘 배출될 때 건강함 汗液通暢	음식이 잘 소화될 때 건강함 飮食善化	대변이 잘 내려갈 때 건강함 大便善通	소변 배출이 왕성할 때 건강함 小便旺多
	대병 大病	이질 太陰人痢病, 則小腸之中焦窒塞如霧。	설사 少陰人泄瀉不止, 則臍下必如氷冷。	변비 少陽人大便不通, 則胸膈必如烈火。	연하장애 太陽人噎膈, 則胃脘之上焦散豁如風。
	보명지주 保命之主	호산지기 (발산하는 기운) 呼散之氣	양난지기 (따뜻한 기운) 陽暖之氣	음청지기 (차가운 기운) 陰淸之氣	흡취지기 (수렴하는 기운) 吸取之氣
	맥 脈	장맥, 긴맥 太陰人脈長而緊。	완맥, 무력맥 少陰人脈緩而弱。		

9-2 사상인 병증

사상체질을 진단한 후 환자를 치료하기 위해서 현재 각 체질별로 환자의 상태가 어떤 병증에 해당되는지를 알아야 한다. 이때 사상체질 병증을 진단하는 기준이 되는 것이 한

열寒熱과 허실虛實이다.

사상체질 병증에서 한열은 주로 표리表裏와 짝을 이룬다. 체질에 따라 한寒이 표表 또는 이裏와 연결되고, 열熱이 표 또는 이와 연결된다. 소음인 신수열표열병腎受熱表熱病과 소양인 비수한표한병脾受寒表寒病 등이 그 예이다.

사상체질 병증에서 허실虛實은 정기正氣의 허실을 의미한다. 기존의 정허사실正虛邪實의 개념이 아니다. 사상체질의학에서는 정기의 허실을 진단할 때 우선적으로 보명지주保命之主의 손상 정도에 따라 순증順證과 역증逆證으로 나눈다. 이후 순증을 경증輕證, 중증重證으로, 역증을 험증險證, 위증危證으로 세분한다. 따라서 체질별 병증을 진단한다는 것은 큰 틀에서 한열로 구분하여 보명지주의 손상 여부를 평가한다는 것을 의미한다(다음 그림).

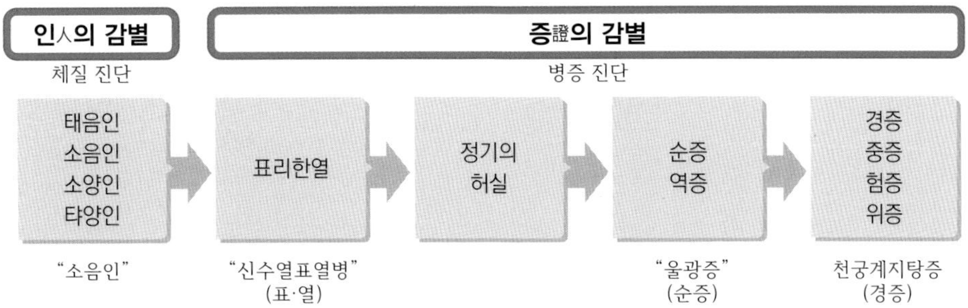

사상체질의학의 진단 절차

본 교재에서도 사상체질 병증을 각 체질별 한열과 보명지주의 허실을 중심으로 설명하고자 한다.

1. 소음인 병증

소음인少陰人의 보명지주保命之主는 양난지기陽暖之氣이다. 따라서 소음인 병증은 이 양난지기의 손상과 회복 여부를 반영한다.

소음인 병증을 한마디로 말하면 '외열포리냉外熱包裏冷', 즉 열기가 차가운 한기를 감싼 형국이다. 이때 외열外熱이 중요하게 취급되는가, 이냉裏冷이 중요하게 취급되는가에 따라 표병表病과 이병裏病 즉 신수열표열병腎受熱表熱病과 위수한리한병胃受寒裏寒病으로 나뉜다.

소음인의 신수열표열병腎受熱表熱病은 외열外熱이 중심이 된다. 즉 신열身熱이 있으면서 환자가 열감을 느끼고 두통, 신통身痛 증상이 나타난다. 다만 이 병증에서 외열이 중요하다 하더라도 소음인의 보명지주保命之主는 양난지기陽暖之氣이므로 표병을 치료할 때 이 양난지기를 손상시켜서는 안 된다. 소음인 치료에 차가운 성질의 약이 들어가지 않고 따뜻한 약이 주를 이루는 이유다.

소음인의 위수한리한병胃受寒裏寒病은 이한裏寒이 중심이 된다. 즉 설사를 중심으로 하는 위장관 증상이 나타나고 심하면 황달黃疸, 부종浮腫이 나타난다.

신수열표열병은 다시 소음인울광증少陰人鬱狂證과 소음인망양증少陰人亡陽證으로, 위수한리한병은 소음인태음증少陰人太陰證과 소음인소음증少陰人少陰證으로 나뉜다.

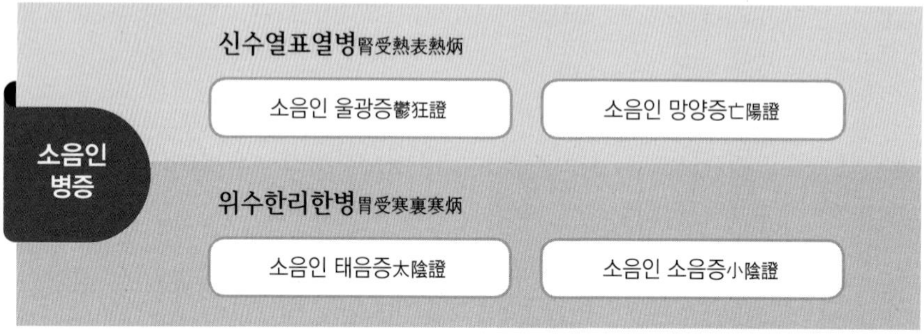

소음인의 병증

1.1 소음인 울광증

ICD-11 코드	SH70	KCD-7 코드	U95.0

소음인 울광증少陰人鬱狂證은 소음인 신국腎局의 양난지기陽暖之氣가 비국脾局으로 상승하지 못해 표부表部에 열이 나는 병증이다. 아직까지 보명지주保命之主인 양난지기의 손상이 심하지 않는 순증順證을 일컫는다.

울광증에는 땀이 없는[無汗] 상태에서 몸에 열이 나고[身熱] 두통, 신통身痛이 있으며 안절부절하지 못하거나 말을 어지럽게 늘어놓으며[其人如狂, 其人亂言] 아랫배가 단단해지면서 그득하고[小腹硬滿] 변비便秘가 나타난다.

여기서 중요한 것은 울광증이 무한無汗을 주요 임상표현으로 한다는 점이다. 땀은 양난지기의 손상 여부를 평가하는 중요지표로 역증逆證인 망양증亡陽證과 구분된다. 따라서 땀이 나는지의 여부는 진단학적으로 중요하다.

울광증을 정기正氣의 성쇠에 따라 다시 세분하면 울광초증鬱狂初證, 울광중증鬱狂中證, 울광말증鬱狂末證으로 나눌 수 있다. 울광초증에서는 오한, 두통, 신통身痛, 소복경만少腹硬滿 증상이 나타나고, 울광중증에서는 불오한단오열不惡寒但惡熱, 번조煩躁증상이 나타나며, 울광말증에서는 불오한단오열과 번조 증상에 조열潮熱과 미미한 땀이 겸하여 나타날 수 있다.

원래 울광증은 무한無汗이 특징인데, 울광말증에서 미미한 땀이 나타난다는 것은 소음인의 보명지주인 양난지기의 손상이 심하다는 것으로 볼 수 있다. 즉 초증보다는 말증으로 갈수록 소음인의 양난지기가 손상됨을 의미한다.

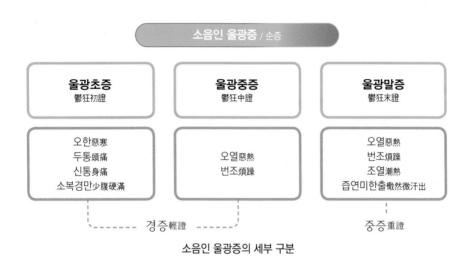

소음인 울광증의 세부 구분

소음인의 병기病機는 '비신脾腎의 양기陽氣가 한사寒邪에 억눌려 신국腎局의 양기가 비국脾局에 오르지 못하고 방광에 뭉친 것'[6]이다. 여기에서 소음인 울광증은 양난지기가 부족하기는 하나 비국脾局의 양기가 건재한 상태로 이해할 수 있다.

소음인 울광증은 소음인의 신수열표열병腎受熱表熱病에 속한다. 표증表證, 즉 오한, 신열身熱, 두통頭痛, 소복경만少腹硬滿이 있고 이증裏證, 즉 복통, 설사 등의 증상이 없다는 것이 이병裏病인 소음인 태음증太陰證이 소음증少陰證과 구별되는 점이다. 또한 같은 표병表病이라 하더라도 울광증은 땀이 나지 않아 망양증亡陽證과 구별된다.

소음인 울광증의 치료 처방으로는, 정기 손상이 적을 경우 천궁계지탕川芎桂枝湯, 궁귀향소산芎歸香蘇散을 사용하고 정기가 약해지게 되면 팔물군자탕八物君子湯, 독삼팔물탕獨蔘八物湯을 사용한다. 소복경만少腹硬滿의 증상이 있거나 표리에 걸쳐 병증이 나타날 경우 곽향정기산藿香正氣散을 사용할 수 있다. 침구치료에서는 비정격脾正格과 비수脾俞, 위수胃俞, 족삼리足三里 등의 혈위를 사용할 수 있다.

---

6) 少陽人腎局陰氣爲熱所陷, 而脾局陰氣爲熱邪所壅, 不能下降, 連接於腎局, 而凝聚膂間, 膠固囚滯之病也。

1.2 소음인 망양증

ICD-11 코드	SH71	KCD-7 코드	U95.1

소음인 망양증少陰人亡陽證은 소음인 신국腎局의 양난지기陽暖之氣가 비국脾局으로 상승하지 못하고 배표背表에서 열이 나는 표열병表熱病으로, 소음인의 보명지주保命之主인 양난지기의 손상이 심해 비국의 양기가 약해진 역증逆證을 일컫는다.

망양증의 증상으로는 소음인 표병表病의 공통 증상인 신열身熱, 두통, 신통身痛 증상과 더불어 땀이 저절로 나는 자한출自汗出 증상이 있다. 여기서 중요한 것은 자한출 증상이 망양증의 주요 임상표현이란 점이다.

자한출은 울광증鬱狂證과 구분하는 망양증의 중요지표로, 소음인에게서 양난지기의 손상이 많이 진행되었음을 의미한다. 따라서 한출汗出이 있다는 것은 환자의 예후 평가 및 관리에 중요하다. 즉 소음인에게 한출이 나타나면, 보명지주인 양난지기의 손상이 심한 위험한 상태로, 빠른 조치가 필요하다는 뜻이고, 환자의 예후가 별로 좋지 않다는 뜻이 된다.

『동의수세보원東醫壽世保元·소음인신수열표열병론少陰人腎受熱表熱病論』에 소음인이 평소에 땀이 있을 때 망양증에 걸렸다는 임상치험례가 소개되어 있는데, 이는 평소 증상이 예후 판단에 중요함을 의미한다. 따라서 사상체질의학에서는 평소의 증상 즉 소증 관리가 중요하다고 할 수 있다.

망양증을 정기正氣의 성쇠 정도에 따라 세분하면, 망양초증亡陽初證, 망양중증亡陽中證, 망양말증亡陽末證으로 나뉜다. 망양초증에는 두통, 신통身痛과 더불어 발열오한發熱惡寒과 한자출汗自出 증상이 나타나고, 망양중증에서는 한자출汗自出하면서 불오한단오열不惡寒但惡熱하는 증상이 나타나며, 망양말증에서는 땀이 많이 나면서 번조煩躁하며 소변적삽小便赤澁한 증상이 나타난다. 망양말증에서 땀이 많이 나고 번조하며 소변이 적삽하게 되는 것은 체액 손상이 크다는 것으로 소음인 양난지기의 손상이 매우 심하다는 것을 의미한다. 이는 망양말증으로 갈수록 소음인의 정기가 심하게 손상된다는 뜻이다.

앞서 말한 바와 같이 소음인의 병기病機는 '비신脾腎의 양기陽氣가 한사寒邪에 억눌려 신국腎局의 양기가 비국脾局에 오르지 못하고 방광에 뭉친 것'이다. 여기에서 소음인 망양증은 양난지기의 손상이 매우 심하여 비국의 양기가 약해진 것으로 체액 소모가 심각한 상태라 할 수 있다.

소음인 망양증은 소음인 신수열표열병腎受熱表熱病에 속하는 것으로, 울광증鬱狂證과 동일하게, 발열, 오한, 신열身熱, 두통 등의 표증이 있다. 하지만 복통, 설사의 이증은 없다는 것이 소음인 태음증太陰證과 소음증少陰證 즉 이병裏病과의 구별점이다. 또한 같은 표증이라도 땀이 저절로 난다[自汗出]는 점에서 울광증과 구별된다.

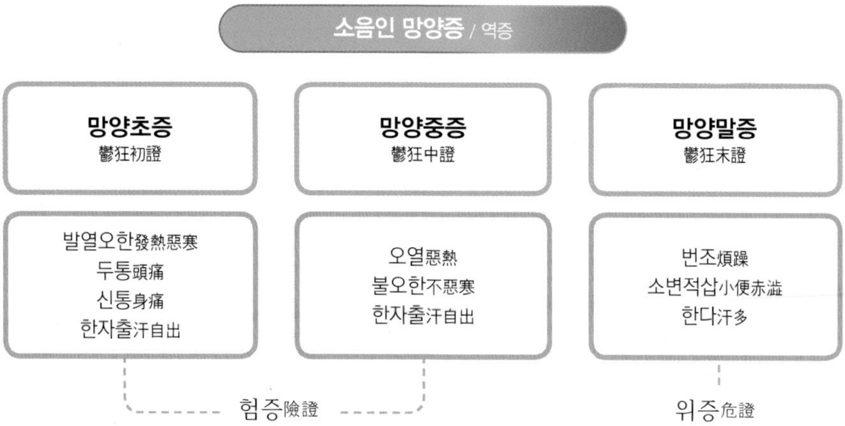

소음인 망양증의 세부 구분

소음인 망양증은 그 증세가 가벼울지라도 가볍게 대하지 말아야 한다. 약간의 땀이 나면 황기계지탕黃芪桂枝湯, 승양익기탕升陽益氣湯, 보중익기탕補中益氣湯을 사용할 수 있고, 점점 더 땀이 나거나 증세가 심해지면 황기계지부자탕黃芪桂枝附子湯, 인삼계지부자탕人蔘桂枝附子湯, 승약익기부자탕升陽益氣附子湯, 인삼관계부자탕人蔘官桂附子湯 등 부자가 들어간 처방을 사용해야 한다.

1.3 소음인 태음증

ICD-11 코드	SH72	KCD-7 코드	U95.2

소음인 태음증少陰人太陰證은 소음인의 양난지기陽暖之氣가 약해져 대장[大腸局]으로 내려가지 못하여 나타나는 이한병裏寒病이다. 대장의 한寒이 중심이 되는 태음증은 비국脾局의 양기陽氣는 건재한 상태로서 아직 양난지기의 손상이 심하지 않은 순증順證이다.

태음증은 신한身寒 증상과 더불어 소음인 이병裏病에서 나타나는 공통 증상인 복통, 복만腹滿, 비만痞滿, 설사를 위주로 하는 병증이다. 황달黃疸, 부종浮腫, 음독陰毒도 이 영역에 속한다. 환자의 복만, 설사 증상이 심할 수 있지만 체액은 소모되지 않고 양난지기가 활동하고 있다는 것이 중요하다. 따라서 체액 손상의 지표인 구갈口渴, 구중불화口中不和, 심번心煩 등의 증상은 나타나지 않는다. 이는 소음인 소음증少陰證과 구별된다.

소음인 태음증은 이병裏病에 속하며 발열, 오한, 신열身熱, 두통, 소복경만少腹硬滿 등의 표증表證이 없고 복만腹滿, 자리自利의 이증裏證이 있다는 것이 소음인 표증 즉 울광증鬱狂證·망양증亡陽證과 구분되는 점이다. 또한 복만, 자리가 있으나 구중화口中和하고 구갈口渴과 심번心煩, 신체통身體痛 등의 증상이 없는 것이 같은 이증인 소음증少陰證과 구별되는 점이다.

태음증은 비만痞滿, 자리自利의 증상과 더불어 황달, 부종, 소변불리小便不利, 사지궐랭四肢厥冷 등의 증상이 나타날 수 있다. 이는 소음인 양난지기陽暖之氣의 손상이 더 심해진 것으로 본다. 따라서 황달, 부종, 소변불리, 사지궐랭이 나타나는 병증은 태음증에서도 정기가 더 약화된 상태라 하겠다.

거듭 말하지만, 소음인의 병기病機는 '비신脾腎의 양기陽氣가 한사寒邪에 억눌려 신국腎局의 양기가 비국脾局에 오르지 못하고 방광에 뭉친 것'이다. 여기서 태음증은 대장의 한寒이 중심이나 체액 손상이 심하지 않아 위험한 상태는 아니라고 할 수 있다.

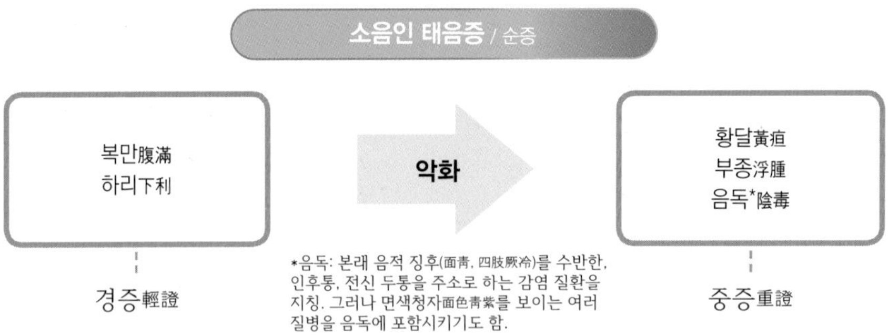

소음인 태음증의 진행(악화) 과정

소음인 태음증을 치료할 때, 표증을 고려할 경우에는 곽향정기산藿香正氣散을, 표증을 고려하지 않을 경우에는 계지반하생강탕桂枝半夏生薑湯, 향사양위탕香砂養胃湯을 사용할 수 있다. 만약 부종이나 황달이 있으면 관중탕寬中湯, 적백하오관중탕赤白何烏寬中湯을 고려하고 한寒이 중심이 되면 백하오이중탕白何烏理中湯을 사용한다.

1.4 소음인 소음증

ICD-11 코드	SH73	KCD-7 코드	U95.3

소음인 소음증少陰人少陰證은 소음인의 양난지기陽暖之氣가 약해져 양난지기가 대장으로 내려가지 못하는 이한병증裏寒病證이다. 이 소음증은 위국胃局과 더불어 비국脾局의 양기까

지 허약해진 상태로 양난지기의 손상이 심한 역증逆證이다.

소음증은 비위국脾胃局의 양난지기가 모두 손상되어 증상이 표리表裏에 모두 나타난다. 즉 표리구병表裏俱病이다. 따라서 이병裏病의 증상인 복만腹滿, 설사의 증상에 더불어 체액소모가 극심할 때 나타나는 증상인 구갈口渴, 구중불화口中不和, 심번心煩, 신체동통의 표병表病 증상이 함께 나타나고 심하면 수족냉手足冷까지 나타난다.

이러한 표병 증상의 출현은 태음증과 구별되는 것으로 양난지기의 손상이 매우 심함을 나타낸다.

소음인 소음증은 이병裏病의 범주이나 표리에 모두 증상이 나타나는 까닭에 복만, 설사의 이병 증상과 더불어 표병의 증상인 신체동통, 수족냉, 구갈, 구중불화, 심번이 있다면 이 증으로 진단할 수 있다.

소음인 소음증은 표리구병表裏俱病이라는 측면에서 이증만 있는 태음증과 구별해야 하고 표증만 있는 울광증, 망양증과도 구별해야 한다. 즉, 소음증은 이병 증상으로 복만, 설사가 있으나 구갈, 구중불화, 심번조心煩躁, 신체동통 등의 증상도 있어 태음증과 구별된다. 또한 신체동통 등 표병의 증상이 있으나 복만, 자리自利=설사의 이증 증상도 있어 소음인 표병인 울광증鬱狂證·망양증亡陽證과 구별된다.

소음증의 병기病機는 양기가 허약해져 표리에 모두 증상이 나타나는 것으로서 매우 위험한 상태이다. 따라서 즉각적이고 신속한 조치가 필요하다. 이 증에서는 급히 관계부자이중탕官桂附子理中湯, 백하오부자이중탕白下烏附子理中湯, 오수유부자이중탕吳茱萸附子理中湯 등을 사용한다.

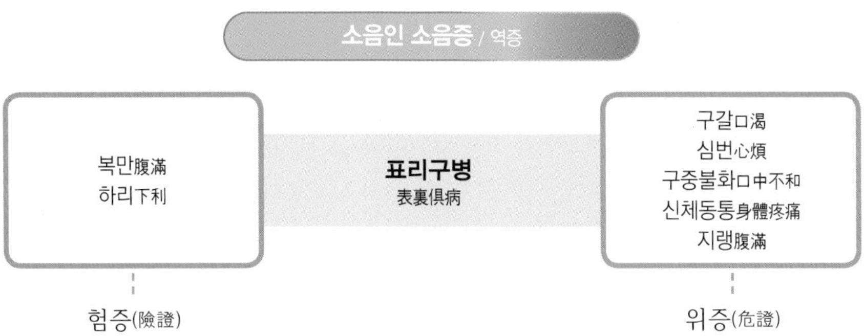

소음인 소음증의 증상 구성

1.5 소음인 표리겸병증

ICD-11 코드	SH74	KCD-7 코드	U95.4

표리겸병증表裏兼病證은 표병에 이병 증상이 겸하여 나타나거나 이병에 표병 증상이 겸하여 나타난 것을 말한다.

2. 소양인 병증

소양인少陽人의 보명지주保命之主는 음청지기陰清之氣이다. 따라서 소양인 병증은 이 음청지기의 손상과 회복 여부를 반영한다.

소양인 병증을 한마디로 말하면 외한포리열外寒包裏熱로서, 뜨거운 열기를 차가운 한기가 감싼 형국이다. 이때 외한外寒이 중심이 되는지 또는 이열裏熱이 중심이 되는지에 따라 소양인 병증은 소양인 비수한표한병少陽人脾受寒表寒病과 소양인 위수열리열병少陽人胃受熱裏熱病으로 나누어진다. 이 점은 소음인 병증과 완벽하게 대비된다.

소양인의 비수한표한병은 외한外寒이 중심이 된다. 외한으로 인해 오한과 두통, 신체통身體痛의 증상이 나타나고 복통, 설사 증상이 이어지기도 한다. 다만 외한으로 인해 증상이 출현한다 하더라도 소양인의 보명지주保命之主는 음청지기陰清之氣이므로 치료 과정에서 이 음청지기가 손상되거나, 소모되면 안 된다. 소양인 치료에 뜨거운 성질의 약이 들어가지 않는 이유이다. 또한 소양인의 비수한표한병에서 외한의 증상이 중심이 되지만 소양인 병증의 본질적 바탕은 열이기 때문에 한열왕래寒熱往來, 구고口苦, 인건咽乾, 목현目眩, 흉협만胸脇滿 증상이 발생할 수 있다.

소양인의 위수열리열병은 이열裏熱이 중심이 된다. 이열로 인해 신열身熱, 한출汗出, 대변조大便燥 등의 증상이 나타나고 심하면 배한背寒, 오열午熱=午後發熱과 토혈吐血의 증상이 나타난다.

소양인 병증에서 비수한표한병은 다시 소양상풍증少陽傷風證과 망음증亡陰證으로, 소양인 위수열리열병은 흉격열증胸膈熱證과 음허오열증陰虛午熱證으로 나누어진다.

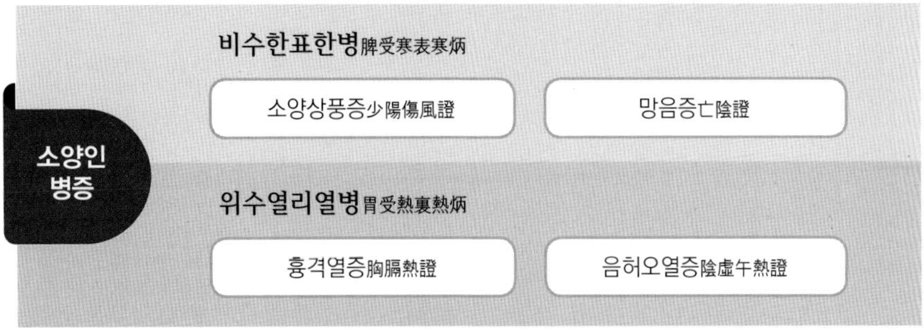

소양인의 병증

2.1 소양인 소양상풍증

ICD-11 코드	SH50	KCD-7 코드	U96.0

소양인 소양상풍증少陽人少陽傷風證은 소양인의 음청지기陰淸之氣가 표부에서 내려가지도 못하고 올라가지도 못한 상태로 아직까지는 소양인의 보명지주保命之主인 신국腎局의 음청지기가 손상되지 않은 순증順證의 범주를 일컫는다.

소양상풍증은 표한병증의 증상인 신한身寒, 신체통身體痛을 기본으로 하여 여기에 한열왕래寒熱往來, 구고口苦, 인건咽乾, 목현目眩, 이롱耳聾, 심번心煩, 흉협만胸脇滿이 동반되는 것으로 표현된다.

여기서 중요한 것은 두 가지다. 하나는 비수한표한병脾受寒表寒病이라 하더라도 한寒의 증상만 표현되는 것이 아니라는 것이다. 이는 외한外寒으로 인해 한증이 나타나지만 소양인 병증의 본질은 열熱이기 때문에 다양한 열증도 발생한다. 또 하나는 표한병증이라 하더라도 복통, 설사 증상은 잘 나타나지 않는다는 것이다.

여기서 설사는 음청지기의 손상여부를 평가하는 것으로 망음증亡陰證(역증逆證의 범주)을 구분하는 지표가 된다. 따라서 설사의 유무는 순역의 감별진단에서 매우 중요하다.

소양인 소양상풍증은 소양인의 표한表寒을 나타내는 표현, 즉 신한身寒, 신체통身體痛과 열의 간접 표현인 한열왕래寒熱往來, 구고口苦, 인건咽乾, 목현目眩, 이롱耳聾, 건구乾嘔, 심번心煩, 흉협만胸脇滿의 증상이 있되 신국腎局 음기의 손상 표현인 복통, 설사 등이 없을 때 이 증으로 진단할 수 있다.

소양인 소양상풍증은 신열身熱, 대변조大便燥, 구갈口渴 등의 이열증이 없다는 점에서 소양인 흉격열증胸膈熱證, 음허오열증陰虛午熱證(음허증)과 구별되며, 같은 표병表病이지만 복통, 설사 증상이 없다는 점에서 망음증亡陰證과 구별된다.

소양인의 병기病機는 '신국腎局의 음기가 열사로 인해 억눌리고 비국脾局의 음기가 열사로 인해 차단되어 신국腎局으로 내려가지 못하고 여간膂間에 응축된 것'[7]이다. 여기서 소양상풍증은 비국脾局의 음기가 열사熱邪의 손상을 받았으나 신국腎局의 음기는 건재한 상태로 이해할 수 있다.

소양상풍증은 표음강기表陰降氣의 치법을 사용하며 대표적인 처방으로 형방패독산荊防敗毒散을 사용한다.

2.2 소양인 결흉증

ICD-11 코드	없음	KCD-7 코드	없음

소양인 결흉증少陽人結胸證은 소양인의 음청지기가 여간膂間에서 위장 부위까지 걸려 있는 상태로 역시 아직까지는 소양인의 보명지주保命之主인 신국腎局의 음청지기陰淸之氣가 손상되지 않은 순증順證의 범주를 일컫는다.

결흉증은 표한병表寒病의 증상인 신한身寒, 신체통身體痛과 더불어 구고口苦, 인건咽乾, 목현目眩, 심번心煩 증상뿐 아니라 흉협만胸脇滿, 한열왕래寒熱往來, 이롱耳聾, 건구乾嘔 증상이 동반된다. 즉 아직까지 역증逆證은 아니지만 소양상풍증少陽傷風證에 비해 열이 좀 더 심해진 상태로, 소양인의 보명지주인 음청지기의 손상이 조금 더 진행된 상태라고 볼 수 있다.

결흉증은 소양인의 표한을 나타내는 소견과 일부 열증, 그리고 신국의 음기 손상이 심하지 않은 소견이 있을 때 이 증으로 진단할 수 있다. 즉 신한身寒, 신체통身體痛의 표한 증상과 더불어 흉협만胸脇滿, 한열왕래寒熱往來, 이롱耳聾, 건구乾嘔 증상이 동반된다고 하겠다. 다만, 신국의 음기 손상이 심하지 않다는 점에서 넓은 의미로 결흉증을 소양상풍증의 범주로 해석하기도 한다.

이 증은 신열身熱, 구갈口渴 등의 열증이 없다는 점에서 흉격열증胸膈熱證, 음허오열증陰虛午熱證과 구별되며, 같은 표병表病으로서 신한身寒, 외한畏寒, 신체동통身體疼痛의 공통증상이 있지만 이와 더불어 구고口苦, 인건咽乾, 목현目眩, 심번心煩 증상이 출현한다는 점에서 망음증亡陰證과 구별된다. 소양상풍증과의 구별은 쉽지 않으나, 흉협만胸脇滿의 흉부증상, 건구乾嘔의 위장관증상이 있다는 점에서 약간의 차이가 있다.

결흉증 역시 치법으로 표음강기表陰降氣의 치법을 사용하며, 대표적인 처방으로 형방도적산荊防導赤散, 도적강기탕導赤降氣湯, 형방사백산荊防瀉白散, 감수천일환甘遂天一丸을 사용한다.

7) 少陽人腎局陰氣爲熱所陷, 而脾局陰氣爲熱邪所壅, 不能下降, 連接於腎局, 而凝聚膂間, 膠固囚滯之病也。

2.3 소양인 망음증

ICD-11 코드	SH51	KCD-7 코드	U96.1

소양인 망음증少陽人亡陰證은 소양인의 음청지기陰清之氣가 표表에서 신국腎局으로 내려가지 못하는 상태로 소양인의 보명지주保命之主인 신국의 음청지기가 손상된 역증逆證의 범주를 일컫는다.

망음증은 소양인 표한 증상인 신한身寒, 신체통身體痛이 나타난다. 이는 소양상풍증少陽傷風證과 동일하다. 하지만 신한身寒, 체통體痛과 함께 설사泄瀉, 수족냉手足冷, 외한畏寒, 그리고 신열身熱, 구갈口渴, 두통頭痛 등의 증상도 더불어 나타난다. 이 때 중요한 것은 망음증이 복통, 설사를 주요 임상표현으로 한다는 점이다. 특히 설사는 소양상풍증少陽傷風證과 구별되는 지표로 음청지기陰清之氣의 손상이 많다는 것을 의미한다. 따라서 소양인 환자가 설사를 하는지를 구별하는 것은 환자의 예후 평가 및 향후 관리에 중요하다. 즉 소양인이 설사를 한다면 보명지주인 음청지기의 손상이 매우 심한 상태로 빠른 조치가 필요하다는 뜻이고, 환자의 예후가 좋지 않다는 뜻이 된다.

소양인 망음증은 비국脾局의 음기가 열사의 손상을 받아 신국腎局으로 하강하지 않고, 신국의 음기가 손상을 받은 상태로 이해할 수 있다. 이런 망음증은 위국胃局의 열기 상태에 따라 신열두통망음증身熱頭痛亡陰證과 신한복통망음증身寒腹痛亡陰證으로 구분한다. 신열두통망음증은 신열身熱, 두통, 구갈口渴, 심번心煩, 소변적小便赤과 설사의 증상이 있고 신한복통망음증은 신한身寒, 외한畏寒, 수족냉手足冷, 소변빈삭小便頻數과 함께 설사의 증상이 있다.

망음증은 소양인의 표한 증상을 나타내는 신한身寒, 신체통身體痛 증상과 신국의 음기가 손상된 표현, 즉 복통, 설사의 증상이 있을 때 이 증證으로 진단할 수 있다. 망음증은 신한, 신체통 증상이 있고 대변조大便燥, 구갈口渴, 신열身熱 등의 이열증 증상이 없다는 점에서 흉격열증胸膈熱證, 음허오열증陰虛午熱證과 구별된다. 또한 같은 표병表病으로 신한, 외한畏寒, 신체동통의 공통 증상이 있지만 이와 더불어 복통, 설사, 소변이상 등의 신국腎局 음기陰氣의 손상 표현이 있다는 점에서 소양상풍증少陽傷風證, 결흉증結胸證과 구별할 수 있다.

또한 위에서 설명하였듯이, 망음증은 설사와 소변이상이 공통점이나 두통, 구갈口渴, 심번心煩, 소변적小便赤 등의 증상이 있으면 신열두통망음증身熱頭痛亡陰證으로, 복통, 외한畏寒, 수족냉手足冷, 소변빈삭小便頻數 등의 증상이 있으면 신한복통망음증身寒腹痛亡陰證으로 구별할 수 있다.

소양인 망음증 / 역증

신열두통망음증 身熱頭痛亡陰證	신한복통망음증 身寒腹痛亡陰證
두통頭痛	복통腹痛
구갈口渴	외한畏寒
심번心煩	수족냉手足冷
소변적小便赤	소변빈삭小便頻數

망음증의 치법으로는 표음강기表陰降氣의 방법을 사용하며, 대표적인 처방으로 형방지황탕荊防地黃湯을 적용한다. 세분하면 신열두통망음증은 형방사백산荊防瀉白散과 저령차전자탕豬苓車前子湯을, 신한복통망음증의 경우에는 활석고삼탕滑石苦蔘湯과 형방지황탕을 적용한다.

2.4 소양인 흉격열증

ICD-11 코드	SH52	KCD-7 코드	U96.2

소양인 흉격열증少陽人胸膈熱證은 위열胃熱이 치성하여 소양인의 음청지기陰清之氣가 장애를 받아서 상승하지 못해 발생하는 병증으로 소양인의 보명지주保命之主인 음청지기의 손상이 적은 순증順證의 범주에 포함된다.

소양인 흉격열증은 이열병 증상인 신열身熱, 대변조大便燥, 흉번胸煩, 다한출多汗出 증상과 더불어 갈증이 있으면서 물을 많이 마시는 증상(갈이다음渴而多飲)이 나타난다. 심하면 면적面赤 및 오관부의 열증 소견과 피부의 열독이 나타날 수 있다.

이 때 중요한 것은 흉격열증이 열, 특히 음청지기의 손상이 동반되지 않은 증證이라는 점이다. 그런 측면에서 위장관 장애나 오후에 발열하는 증상은 상대적으로 적다.

소양인의 음기가 어디까지 올라가는가에 따라 소양인 병증을 상소上消, 중소中消, 하소下消로도 나눌 수 있다.

소양인의 음기가 신국腎局에서 두면 부위와 사지말단까지 상승하지 못하면 상소上消, 신국에서 위부胃腑까지 상승하지 못하면 중소中消, 신국에서 대장국大腸局까지 겨우 올라오면 하소下消라 분류한다. 다만, 흉격열증이라 함은 여기서 상소上消와 중소中消를 이 범주로 취급한다.

상소와 중소는 대변조大便燥, 흉번胸煩, 다한출多汗出, 소변삭小便數, 갈이다음渴而多飲의 증상을 공통점으로 갖는다. 다만 소양인 상소는 몸에서 열이 나고 얼굴이 붉어지는 신열면적身熱面赤, 혀와 입술이 붉어지는 설적순홍舌赤脣紅 등 상초上焦의 열증이 나타나고, 소양인 중소는 소곡선기消穀善飢, 선식이수善食而瘦, 고창鼓脹 등 중초 위장관 부위의 증상과 안병眼病, 옹저癰疽 등이 나타난다.

소양인 소갈증 / 역증

상소증 上消證	중소증 中消證	하소증 下消證
대변조大便燥 흉번胸煩 다한출多汗出 소변삭小便數 갈이다음渴而多飮 신열면적身熱面赤 설적순홍舌赤脣紅	대변조大便燥 흉번胸煩 다한출多汗出 소변삭小便數 갈이다음渴而多飮 소곡선기消穀善飢 선식이수善食而瘦 고창鼓脹	구갈口渴 음수부다飮水不多 번조煩躁 소변다小便多 소변탁小便濁 요슬고세腰膝枯細
순증順證	순증順證	역증逆證

소양인 흉격열증은 신열身熱, 대변조大便燥, 흉번胸煩, 다한출多汗出, 갈이다음渴而多飮 등의 이열裏熱 증상이 있되, 식체비만食滯痞滿, 음허오열陰虛午熱, 배한背寒 등의 증상이 없을 때, 즉 신국腎局 음기 손상의 증거가 없을 때 이 증으로 진단할 수 있다.

이 증은 신열, 대변조, 흉번, 다한출, 갈이다음 등의 이열 증상이 주로 나타난다는 측면에서 소양상풍증少陽傷風證, 결흉증結胸證, 망음증亡陰證과 구별되며, 갈이다음, 다한출 증상이 있으나, 구건口乾, 오열午熱, 배한背寒, 구嘔 등의 음기 손상의 표현이 없다는 점에서 음허오열陰虛午熱과 구별할 수 있다.

소양인 흉격열증의 병기病機는 위국胃局의 열기가 비국脾局과 신국腎局의 음기를 누르는 것으로 위胃의 열이 중심이 된다.

소양인 흉격열증의 치법으로는 청위열淸裏熱의 치법을 사용한다. 대표적인 처방으로 형방사백산荊防瀉白散, 저령차전자탕豬苓車前子湯, 지황백호탕地黃白虎湯, 양독백호탕陽毒白虎湯이 있다. 치료 처방을 세분하면 상소에는 양격산화탕凉膈散火湯, 중소에는 인동등지골피탕忍冬藤地骨皮湯, 하소에는 숙지황고삼탕熟地黃苦蔘湯을 사용한다.

2.5 소양인 음허증

ICD-11 코드	SH53	KCD-7 코드	U96.3

소양인 음허증少陽人陰虛證은 열사로 인해 소양인의 음기陰氣(소양인 청양淸陽이라고도 함)가 상승하지 못하고, 동시에 여간膂間에서 표음表陰이 강기降氣하지 못해서 표리에 모두 병이 드는 표리구병表裏俱病 상태다. 소양인의 보명지주保命之主인 음청지기陰淸之氣가 많은 손상을 받은 역증逆證의 범주를 일컫는다.

소양인 음허증은 『동의수세보원東醫壽世保元』에 "음허오열陰虛午熱"로 표현되어 있고 이에 따라 음허오열증陰虛午熱證으로 부르고 있으나 여기서는 국제표준질병사인분류 11판(ICD – 11)의 명칭(small yang type yin deficit pattern)에 따라 소양인 음허증으로 지칭한다.

소양인 음허증은 이열 증상인 신열身熱, 흉번胸煩, 대변조大便燥 등의 증상과 더불어 음허陰虛의 소견인, 입이 마르지만 물을 마시지 않는 증상 즉 구건이불다음수口乾而不多飮水와 더불어 소변다이탁小便多而濁, 퇴슬고세腿膝枯細, 골절산동骨節痠疼, 오열午熱(오후발열), 배한背寒, 식체비만食滯痞滿, 구嘔, 토혈吐血의 증상이 나타난다.

이 때 중요한 것은, 소양인 음허증은 열로 인한 음청지기의 손상이 커서 표리에 모두 병이 든다는 점이다. 그런 측면에서 위장관 소화장애와 더불어 오후발열과 배한背寒 등 표증이 모두 나타난다. 이는 소음인 소음증에서 양기의 손상이 커서 표리에 모두 증상이 있는 현상과 유사하다. 혹자는 이를 소양인 표리겸병증으로 보기도 한다.

소양인의 음기가 신국腎局에서 대장국大腸局까지 겨우 올라온 하소下消를 소양인 음허증에서 취급한다.

소양인 음허증은 신열身熱, 흉번胸煩, 대변조大便燥 등의 이열 증상과 음기가 상승하지 못하고 표음表陰의 강기降氣가 이루어지지 못해서 생기는 증상, 즉 구건이불다음수口乾而不多飮水, 오열午熱, 배한背寒, 식체비만食滯痞滿, 구嘔, 토혈吐血 증상이 있을 때 이 증證으로 진단할 수 있다. 즉 표리에 모두 증상이 있을 때 이 증으로 진단한다.

소양인 음허증은 신열身熱, 흉번胸煩, 대변조大便燥 등의 이열 증상이 주로 나타난다는 측면에서 표병表病인 소양상풍증少陽傷風證, 결흉증結胸證, 망음증亡陰證과 구별되며, 구건이불다음수口乾而不多飮水, 오열午熱, 배한背寒, 구嘔, 토혈의 증상이 있다는 측면에서 흉격열증胸膈熱證과 구별할 수 있다.

소양인 음허증의 병기病機는 위국胃局의 열기가 비국脾局과 신국腎局의 음기를 억누르는 것으로, 신국의 음기 손상이 심해서 표表까지 나타난다.

소양인 음허증 치법으로는 청리열강표음淸裏熱降表陰의 치법을 사용하며, 대표적인 처방으로 독활지황탕獨活地黃湯, 육미지황탕六味地黃湯 등이 있다.

2.6 소양인 표리겸병증

ICD-11 코드	SH54	KCD-7 코드	U96.4

소양인 표리겸병증少陽人表裏兼病證은 소양인의 비수한표한병脾受寒表寒病과 위수열리열병胃受熱裏熱病의 증상이 겸한 증이다. 앞에서 소양인의 표병과 이병에 대한 기술을 한 까닭에 여기서 자세한 기술은 하지 않는다.

3. 태음인 병증

태음인太陰人의 보명지주保命之主는 호산지기呼散之氣이다. 따라서 태음인 병증은 이 호산지기의 손상과 회복 여부를 반영한다.

태음인 병증은 뿜어내는 기운, 즉 호산지기가 기액氣液을 산포散布하지 못하여 폐무리[肺黨]의 온기가 약해지고, 간무리[肝黨]의 열기가 강해지게 되어 초래되는 병증을 말한다. 이때 온기가 약해지는 것이 문제냐, 열기가 강해지는 것이 문제냐에 따라 태음인 병증을 위완수한표한병胃脘受寒表寒病과 간수열리열병肝受熱裏熱病으로 나눈다.

태음인의 위완수한표한병은 폐무리의 온기가 약해져 표한表寒이 중요하게 취급된다. 즉 위완부의 호산지기가 위로 올라오지 못해 무한無汗, 신한身寒, 신체통身體痛, 설사, 식후비만食後痞滿 등의 증상이 나타난다.

태음인의 간수열리열병은 간무리의 열기가 강해져 이열裏熱이 중요하게 취급된다. 따라서 열이 중심이 되는 증상, 즉 신열身熱, 한출汗出, 목동目疼, 면적面赤, 구갈口渴, 섬어광언譫語狂言, 인건咽乾, 대변폐大便閉 등의 증상이 나타난다.

태음인 병증에서 위완수한표한병은 다시 배추표병증背顀表病證과 위완한증胃脘寒證으로, 간수열리열병肝受熱裏熱病은 간열증肝熱證과 조열병증燥熱病證으로 나누어진다.

최근 사상체질의학회에서는 태음인 임상진료지침을 개발하면서 위완수한표한병을 위완한병胃脘寒病과 위완한폐조병胃脘寒肺燥病으로 구분하고 간수열리열병을 간열병肝熱病과 간열폐조병肝熱肺燥證으로 구분하였다. 하지만 본 교재에서는 한국표병사인분류(KCD)와 국제표준질병사인분류(ICD)의 진단명을 기준으로 하고 있으므로 과거의 진단명을 그대로 사용하기로 한다.

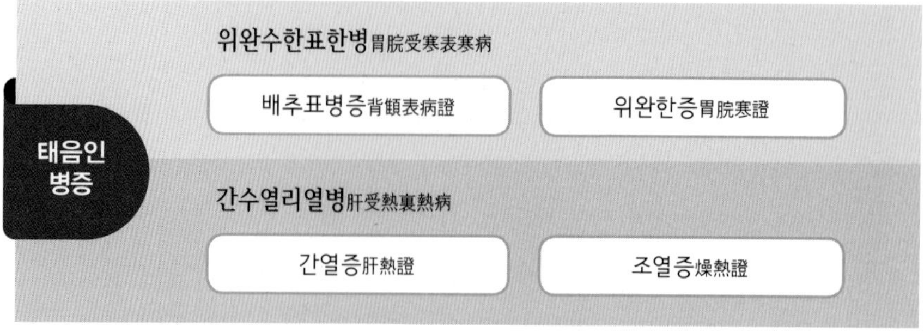

3.1 태음인 배추표병증

ICD-11 코드	SH60	KCD-7 코드	U97.1

태음인 배추표병증太陰人背顀表病證은 태음인의 위완부에 호산呼散하는 기능이 약해 외부가 차가워지는 표한병증表寒病證으로, 아직까지 태음인의 보명지주保命之主인 호산지기의 손상이 없거나 미약한 순증順證의 범주를 일컫는다.

태음인 배추표병증은 표병表病 증상인 신한身寒, 무한無汗, 신체통身體痛의 증상을 나타낸다. 더불어 발열과 오한, 불발열不發熱이 교대로 나타나기도 하고, 간혹 천喘이나, 효천哮喘이 나타나기도 한다.

여기서 중요한 것은 소화기 증상은 나타나지 않고, 나타난다 하더라도 미약하다는 점이다. 즉 오한발열, 신한身寒, 신체통身體痛 등 표증만 나타나고 소화기 증상과 전신쇠약 증상은 아직 나타나지 않는다. 소화기 증상과 전신무력 증상이 나타나지 않는 것은 위완한증胃脘寒證과 구별되는 특징으로서 호산지기呼散之氣의 손상이 없거나 미약한 수준임을 의미한다. 따라서 소화기 증상과 전신 쇠약 증상의 출현 여부를 알아보는 것은 태음인 병증의 예후 평가와 관리에 중요하다. 태음인에게서 소화기능이 떨어지거나 전신무력감이 있다는 것은 호산지기의 손상이 심한 상태로, 빠른 조치가 필요하고, 환자의 예후가 좋지 않다는 것을 반영한다. 따라서 소화기 증상과 전신쇠약 증상의 유무는 태음인의 표병表病에서 배추표병증背顀表病證과 위완한증胃脘寒證을 구별하는 데 진단적으로 중요하다.

이제마는 태음인 배추표병증의 범주에 한궐증寒厥證이 있다고 하였다. 한궐증은 신한身寒, 무한無汗, 신체통身體痛의 증상과 더불어 간헐적 발열 증상이 있거나, 지속적으로 오한이 나타나는 것으로, 배추표병증 초기보다 호산지기의 손상이 더 진행된 상태로 볼 수 있다.

앞에서 언급했듯이 최근 사상체질의학회에서는 태음인 임상진료지침을 개발하면서 배추표병과 한궐증을 위완한병에 배속하기도 하였다.

태음인 배추표병증은 신한身寒, 무한無汗, 신체통身體痛의 표한表寒 증상이 관찰되고, 호산지기의 손상이 관찰되지 않을 때, 즉 식체비만食滯痞滿, 하지무력, 기단氣短 등의 쇠약 증후가 관찰되지 않을 경우 이 증으로 진단할 수 있다. 이 증은 신한, 무한, 신체통이 나타난다는 측면에서 이열병증인 간열증肝熱證, 조열증燥熱證과 구별되며, 같은 표한 병증이긴 하나 설사, 식후비만食後痞滿의 소화기 증상과 하지무력 등의 전신쇠약 표현이 없다는 점에서 위완한증胃脘寒證과 구별된다.

태음인 배추표병증은 위완의 온기가 위쪽으로 호산呼散하지 못해서 외부가 차가워지는 병리를 가진 것으로 이해할 수 있다.

태음인 배추표병증에는 온조위완溫調胃脘의 치법을 적용하며 치료 처방으로 마황발표탕麻黃發表湯, 마황정천탕麻黃定喘湯, 한다열소탕寒多熱少湯 등을 사용한다.

3.2 태음인 위완한증

ICD-11 코드	SH61	KCD-7 코드	U97.0

태음인 위완한증太陰人胃脘寒證은 태음인의 폐무리[肺黨]가 약해진 상태에서 위완胃脘의 호산지기呼散之氣가 더 약해져 외부와 내부에 한증寒證이 나타나는 것이다. 태음인의 보명지주保命之主인 호산지기의 손상이 심한 역증逆證의 범주를 일컫는다.

태음인 위완한증은 신한身寒, 무한無汗, 신체통身體痛의 표병 증상과 설사, 식후비만食後痞滿의 위장관 증상, 기단氣短, 하지무력, 이롱耳聾의 전신쇠약 증상을 동반한다.

여기서 중요한 것은 위장관 증상과 전신쇠약 증상이 동반된다는 점이다. 이는 호산지기의 손상이 진행되었다는 의미로, 빠르고 신속한 조치와 신중한 관리가 필요함을 말한다. 또한 환자의 예후가 좋지 않음을 의미한다. 따라서 소화기능과 전신기능의 쇠약을 나타내는 지표인 설사, 식후비만, 기단, 하지무력, 이롱 증상은 태음인의 표병表病에서 배추표병증과 위완한증을 구별하는 데 중요하다.

태음인 위완한증은 표한 증상을 나타내는 신한, 무한, 신체통과 호산지기의 손상이 심해지는 설사, 식후비만, 기단, 하지무력, 이롱 증상이 관찰될 때 이 증으로 진단할 수 있다.

태음인 위완한증은 신한, 무한, 신체통 증상이 주가 된다는 면에서 간열증肝熱證, 조열증燥熱證과 구별된다. 또한 설사, 식후비만 등의 소화기 증상을 공유하지만 하지무력, 기단 등의 전신쇠약 증상을 통해 호산지기의 손상이 드러난다는 점에서 배추표병증背顀表病證과 구별된다.

진단편

태음인 위완한증은 폐무리가 약해진 상태에서 위완의 온기가 위쪽으로 퍼지지 못해 외부가 차가워지는 병리를 가진 것으로 이해할 수 있다.

태음인 위완한증에도 온조위완溫調胃脘의 치법을 사용하며 대표적인 처방으로 태음조위탕太陰調胃湯, 조위승청탕調胃升淸湯, 보폐원탕補肺元湯, 녹용대보탕鹿茸大補湯 등이 있다.

3.3 태음인 간열증

ICD-11 코드	SH62	KCD-7 코드	없음

태음인 간열증太陰人肝熱證은 태음인 간무리[肝黨]의 기액氣液이 열로 화하여 나타나는 이열병증이다. 아직까지 태음인의 보명지주인 호산지기呼散之氣의 손상이 미약한 상태로 순증順證의 범주로 취급한다.

태음인 간열증은 열증인 신열身熱, 한출汗出, 목동目疼, 비건鼻乾, 면적面赤, 인건咽乾 등의 증상으로 표현된다. 여기서 중요한 것은 호산지기 손상 증상은 없다는 것이다. 즉 폐조肺燥해서 나타나는 증상, 즉 피부·모발·조갑의 건조와 손가락이 검어지고 헐거나 손가락에 힘이 없어지는(수지초흑반창무력手指焦黑斑瘡無力) 증상은 나타나지 않는다.

피부, 모발, 손톱 등의 건조와 무력 등의 출현은 태음인 이병裏病 환자의 예후 평가와 관리에 중요하다. 즉 태음인 이병 환자가 피부·모발의 건조와 손가락이 검어지고 무력해지는 증상이 있다는 것은 호산지기의 손상이 심하다는 것으로, 빠른 조치나 관리가 필요하고, 빠른 조치를 취하지 않을 때는 예후가 좋지 않음을 의미한다.

태음인 간열증은 태음인의 이열 증상을 나타내는 신열, 한출 증상과 목동, 비건, 면적, 인건 증상이 있되 피부건조나 모발의 탈락과 건조가 보이지 않고, 손가락 피부가 검게 되고 헐거나 손가락에 힘이 없어지는 증상[手指焦黑斑瘡無力]이 없을 때 이 증으로 진단할 수 있다.

태음인 간열증은 신열, 한출 증상이 있다는 측면에서 배추표병증背顀表病證 및 위완한증胃脘寒證과 구별되며, 같은 이병裏病이긴 하나 피부 건조, 모발의 탈락과 건조, 손가락 피부 변화와 무력의 증상이 관찰되지 않는다는 측면에서 조열증燥熱證과 구별된다.

태음인 간열증은 청간열淸肝熱의 치법을 사용하며, 대표적인 처방으로 갈근해기탕葛根解肌湯, 갈근승기탕葛根承氣湯, 조각대황탕皂角大黃湯이 있다.

3.4 태음인 조열증

ICD-11 코드	SH63	KCD-7 코드	U97.2

태음인 조열증太陰人燥熱證은 태음인 폐무리[肺黨]의 호산지기呼散之氣가 약해져서 기액氣液을 위쪽으로 호산呼散하지 못함으로 인해 간당의 기액이 열로 변화하여 간열肝熱이 주가 되면서 폐조肺燥가 겸해지는 병증이다. 태음인의 보명지주保命之主인 호산지기의 손상이 심한 역증逆證의 범주로 취급한다.

태음인 조열증은 이열裏熱 증상인 신열身熱, 한출汗出에 정충怔忡, 인음引飮, 소변다小便多, 대변조大便燥, 피부모발조갑건조皮膚毛髮爪甲乾燥, 수지초흑반창무력手指焦黑斑瘡無力, 이롱耳聾의 증상에 눈앞이 어두워지는 목암目暗 증상을 동반한다.

태음인 조열증에서 중요한 점은 이열 증상과 더불어 폐조肺燥 증상이 동반된다는 점이다. 이는 폐의 호산지기 손상이 커졌음을 의미하는 것으로, 빠르고 신속한 조치가 필요함을 말한다. 그렇지 않을 경우 예후가 좋지 않다. 따라서 태음인 조증에서 나타나는 정충, 인음, 소변다, 대변조, 피부모발조갑건조, 수지초흑반창무력, 이롱, 목암 증상은 환자의 예후를 판단하고 같은 이병裏病인 간열증肝熱證과 구분하는 데 진단학적으로 중요하다.

최근 사상체질의학회에서는 태음인 임상진료지침을 개발하면서 의미를 명확하게 하기 위해 조열증을 간열폐조증肝熱肺燥證으로 바꾸고, 이를 다시 간열폐조험증肝熱肺燥險證과 간열폐조위증肝熱肺燥危證으로 구분한 바 있다. 다만 본 교재는 한국표준질병사인분류(KCD)와 국제표준질병사인분류(ICD)의 진단명을 기준으로 하고 있어 과거의 진단명을 그대로 사용하였다.

태음인 조열증은 태음인의 이열 증상을 나타내는 소견과 정충, 인음, 소변다, 대변조, 피부모발조갑건조, 수지초흑반창무력, 이롱, 목암 등의 증상이 관찰될 때 이 증으로 진단할 수 있다.

태음인 조열증은 신열身熱, 한출汗出 증상이 있다는 측면에서 배추표병증背顀表病證과 위완한증胃脘寒證과 구별된다. 또한 같은 이병裏病이긴 하나 정충, 인음, 소변다, 대변조, 피부모발조갑건조, 수지초흑반창무력 등의 호산지기呼散之氣 손상이 관찰된다는 점에서 간열증肝熱證과 구별된다.

태음인 조열증은 청간열淸肝熱, 윤폐조潤肺燥의 치법을 사용하며, 대표적인 처방으로 열다한소탕熱多寒少湯, 청심연자탕淸心蓮子湯, 공진흑원단拱辰黑元丹이 있다.

진단편

3.5 태음인 표리겸병증

ICD-11 코드	SH64	KCD-7 코드	U97.4

태음인 표리겸병증太陰人表裏兼病證은 태음인 위완수한표한병胃脘受寒表寒病과 간수열리열병肝受熱裏熱病의 증상과 징후가 겸한 증이다. 앞에서 표병과 이병에 대한 기술을 한 까닭에 여기서 자세한 설명은 하지 않는다.

4. 태양인 병증

태양인의 보명지주保命之主는 흡취지기吸取之氣이다. 따라서 태양인 병증은 이 흡취지기 손상과 회복 여부를 반영한다.

태양인 병증의 기본적 병리는 흡수하는 기운, 즉 흡취지기가 약해 기액氣液을 퍼뜨리고 대사를 촉진하지 못해서 폐무리[肺黨]의 온기가 강해지고, 간무리[肝黨]의 냉기가 약해지게 되는 것이다. 이 때 폐무리의 온기가 강해지는 것이 문제가 되면 외감요척병外感腰脊病이 되고, 간무리의 냉기가 주된 문제로 작용하면 내촉소장병內觸小腸病이 된다.

태양인 병증은 다른 체질의 병증과 구조적으로 다르다. 다른 체질의 병증은 질병 발생의 원인을 내부에 두고 병증명을 정한 반면, 태양인 병증에서는 외감이나 내촉이라는 표현을 사용하고 있어 질병 발생의 원인을 외부에 두는 측면이 있다. 이는 이제마가 『동의수세보원』을 개정하면서 태양인편을 수정하지 않아 과거 내용이 『동의수세보원』 신축본辛丑本(1901년 간행본)으로 합쳐져 생긴 결과로 보인다. 이는 이제마의 사상체질 이론이 변화되는 흐름을 보여주는 것으로 의사학적으로 의미가 있다.

최근 사상체질의학회에서는 이런 태양인의 체질병증이 외부에 원인이 있다는 해석을 배제하기 위해 태양인 임상진료지침을 개발하면서 태양인 외감요척병을 요척병증腰脊病證으로, 태양인 내촉소장병을 소장병증小腸病證으로 구분하였다. 다만 본 교재에서는 현행의 한국질병사인분류(KCD)와 국제표준질병사인분류(ICD)의 진단명을 기준으로 하고 있으므로 과거의 진단명을 그대로 사용한다.

태양인 외감요척병은 간당의 흡취지기吸取之氣가 약해지지 않은 상태로 표기表氣가 약해지지 않은 상태이다. 따라서 흡취지기가 어느 정도 기능을 하므로 기액氣液 대사가 잘 되어 소변이 잘 나오게 된다. 만약 소변이 잘 안 나오면 이는 흡취지기가 약해져 태양인 내촉소장병으로 이행한 것으로 추정할 수 있다.

태양인 병증은 과도한 호산지기와 부족한 흡취지기가 문제가 되므로 성정性情의 관리,

특히 애성哀性·노정怒情의 관리와 더불어 기름진 음식을 끊고 담백한 음식을 섭취하는 것이 중요하다.

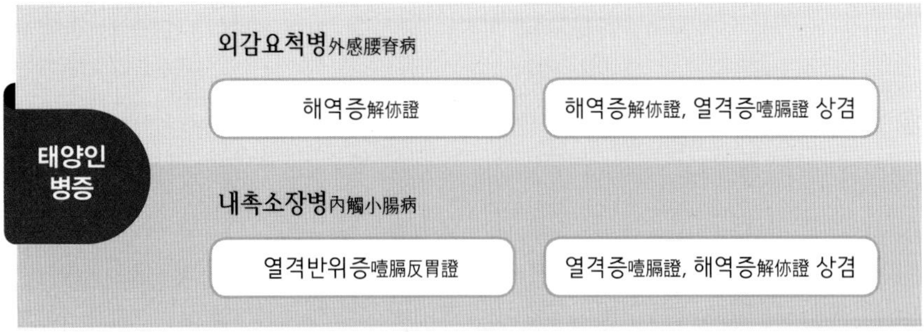

4.1 태양인 외감요척병증

ICD-11 코드	SH40	KCD-7 코드	U98.0

태양인 외감요척병증太陽人外感腰脊病證은 태양인 간무리[肝黨]의 흡취지기吸取之氣가 약해 기액氣液이 산포散布되지 못해 소변에서 문제가 나타날 수 있는 병증이다. 간국肝局의 흡취지력吸取之力이 유지되는가가 순역順逆의 판단에 중요하다.

태양인 외감요척병증은 배뇨 횟수와 배뇨량이 감소하고 신체통身體痛, 해역解㑊 등의 증상이 나타난다. 해역이란, 상체는 건강하나 하체에 힘이 떨어져 제대로 걷지 못하는 것을 의미한다. 태양인 외감요척병증에서 중요한 것은, 이미 소변에 문제가 생겼으므로 흡취지기의 손상이 나타난다는 점이다. 따라서 소변 이상이 생긴 시점에서는 이미 경증輕證의 범주로 보기 어렵다. 더불어 해역증이 동반된다면 흡취지기의 손상이 더 크다고 볼 수 있다. 따라서 태양인이 소변 기능에 이상이 있으면서 해역증이 동반되면 이는 흡취지기에 손상이 심하여 위험한 것이라 할 수 있다. 즉 신체통, 발열, 오한의 증상에 소변 이상과 해역증이 동반되면 환자의 치료가 어렵고 예후가 좋지 않게 된다.

따라서 하체에 힘이 떨어지는 증상과 소변 이상 증상은 태양인 환자의 예후 평가와 관리에 중요한 지표가 된다.

최근 사상체질의학회에서 태양인 임상진료지침을 개발하면서 태양인 외감요척병을 요척병순증腰脊病順證과 요척병역증腰脊病逆證으로, 내촉소장병內觸小腸病을 소장병순증小腸病順證과 열격병噎膈病으로 구분하여 소음인, 소양인의 순역체계와 유사하게 수정하였는데 이는 예후 평가와 관리에서의 중요성을 강조함과 동시에 사상체질의학 진단의 체계성을 중시했다고 할 수 있다.

태양인 외감요척병증은 태양인의 표병表病을 나타내는 발열, 오한, 신체통의 증상과 더불어 소변을 잘 보지 않는 이 나타날 때 이 증으로 진단할 수 있다. 태양인 외감요척병증은 표증과 함께 소변의 양과 횟수가 줄어드는 증상이 있고 이증裏證인 복통, 장명腸鳴, 이질, 설사 증상이 없다는 점에서 태양인 내촉소장병증과 구분된다.

태양인 외감요척병증에는 계심애戒深哀, 원진노遠嗔怒, 수청정修淸定의 치법을 사용하며, 대표적인 처방으로 오가피장척탕五加皮壯脊湯이 있다.

4.2 태양인 내촉소장병증

ICD-11 코드	SH41	KCD-7 코드	U98.1

태양인 내촉소장병증太陽人內觸小腸病證은 태양인의 흡취지기吸取之氣가 부족하여 소장 기능이 약화되어 대변과 관련된 소화기 증상까지 나타나는 것이다. 태양인의 보명지주保命之主인 흡취지기의 손상이 심한 역증逆證의 범주로 본다.

태양인 내촉소장병증은 이병裏病 증상인 대변삽大便澁, 복통, 이질, 설사, 장명腸鳴, 열격噎膈 등의 증상이 나타난다.

태양인 내촉소장병증은 태양인의 흡취지기 손상을 의미하는 소장의 소화 기능 장애 증상, 즉 대변삽, 복통, 이질, 설사, 장명, 열격 등의 증상이 나타날 때 이 증으로 진단할 수 있다. 태양인 내촉소장병증이 소화 기능에 문제를 보이는 증상들이 있다는 점에서 표증이 위주가 되는 태양인 외감요척병증外感腰脊病證과 구별된다.

태양인 내촉소장병증은 원진노遠嗔怒, 단후미斷厚味의 치법을 사용하며, 대표적인 처방으로 미후등식장탕獼猴藤植腸湯이 있다.

4.3 태양인 표리겸병증

ICD-11 코드	SH42	KCD-7 코드	U98.2

태양인 표리겸병증太陽人表裏兼病證은 태양인 외감요척병外感腰脊病과 내촉소장병內觸小腸病의 증상과 징후가 겸한 증이다. 앞에서 각각의 병증에 대해 기술을 한 까닭에 여기서 자세한 설명은 하지 않는다.

10 방제변증方劑辨證

한약 처방은 특정한 조건에서 좋은 치료 효과를 나타낸다. 이처럼 어떤 방제가 이상적인 효과를 낼 수 있는 조건을 지시하는 여러 단서가 있을 수 있는데 이러한 단서의 집합을 해당 방제의 방증方證이라고 한다. 종래에 한약 처방의 대표적인 제형이 탕제였기 때문에 방증을 탕증湯證으로 부르기도 한다.

『상한론』에서 계지탕桂枝湯은 두통, 발열, 오풍한惡風寒, 자한自汗, 비명鼻鳴, 건구乾嘔의 증상을 주치主治한다.[8]고 하였는데 맥이 부긴浮緊하거나 발열이 있되 자한이 없는 경우에는 사용해서는 안 된다.[9]고 하였다. 여기서 자한 증상과 맥상(완맥)은 계지탕 투여의 관건이 되는 주요한 단서임을 알 수 있다. 이런 주요 단서가 충족된다면 계지탕은 위에서 설명한 전형적인 증상, 즉 태양중풍증太陽中風證의 증상이 나타나지 않더라도 투여할 수 있다. 일례로 양명병에서도 표증 증상과 자한이 겸하여 나타나면 계지탕을 투여할 수 있다.[10] 또 다른 예를 들어 보면, 계지가용골모려탕桂枝加龍骨牡蠣湯은 경계驚悸, 천면淺眠, 맥대무력脈大無力이, 소건중탕小建中湯은 복통에서의 희온喜溫·희안喜按의 반응과 심계心悸, 면색무화面色無華가, 영계출감탕苓桂朮甘湯은 흉협지만胸脅支滿, 목현目眩, 심계心悸, 단기短氣, 해천咳喘이 투여의 관건이 된다.

오늘날에는 특정 방제를 투여했을 때 실제 소실되는 증상이 어떠한 것들인지 관는 연구도 이어지고 있다. 예를 들어 오령산五苓散에 의해 조절되는 증상군은 소변불리小便不利와 부종, 설사, 오심, 담백설, 백니태/박백태, 침맥/활맥인 것으로 나타났다. 이처럼 특정 방제의 투여에 의해 조되되는 증상의 조합 역시 방제변증의 영역에서 연구가 이루어지고 임상에 활용되어야 할 것이다.

---

8) 太陽病, 頭痛, 發熱, 汗出, 惡風者, 桂枝湯主之。(傷寒論·辨太陽病脈證并治, 13) 太陽中風, 陽浮而陰弱。陽浮者, 熱自發; 陰弱者, 汗自出。嗇嗇惡寒, 淅淅惡風, 翕翕發熱, 鼻鳴乾嘔者, 桂枝湯主之。(傷寒論·辨太陽病脈證并治, 12)

9) 桂枝本爲解肌, 若其人脈浮緊, 發熱汗不出者, 不可與之也。常須識此, 勿令誤也。(傷寒論·辨太陽病脈證并治, 16)

10) 陽明病, 脈遲、汗出多、微惡寒者, 表未解也, 可發汗, 宜桂枝湯。(傷寒論·辨陽明病脈證并治, 234)

진단편

第二節 현대 의무기록

의무기록이란 임상의사가 진료실에서 수행했던 진료업무를 육하원칙六何原則에 따라서 간결하게 문서로 남겨놓은 것을 말한다. 즉, 환자의 질병을 포함하는 모든 건강 정보를 기록하게 되며, 뿐만 아니라 문제해결 과정에서 수행하게 되는 임상적 추론 및 결정 과정을 기록하게 되므로 의학연구, 진료 및 교육에 좋은 수단이 될 수 있다.

또한 여러 보완적 직능을 가진 다수의 인원으로 구성된 의료진에 의해 환자의 진료가 수행되는 경우, 구성원 전체가 항상 대면하여 의사소통하는 것이 불가능하게 된다. 이 때 환자에 관한 모든 자료와 결정 및 지시사항을 한 곳에 기록한 의무기록은 의료인간의 의사소통을 원활하게 하는 도구가 될 수 있다.

또한 의무기록은 진료비 산정 및 보험 급여의 근거가 될 수 있다. 환자에게 필요한 의료행위를 하고 정당한 진료비를 청구하기 위해서는 치료과정에 대해 자세하고 사실적으로 기록된 문서를 그 근거로 확보할 필요가 있다.

또한 의료분쟁에 휘말릴 경우, 피해를 입은 환자나 가족측은 의료진엔 과실이 있었다고 주장할 것이고, 반대로 의료진은 의료과실이 없었다고 주장하게 되며, 이의 판정은 제3자에 의해 시행되게 된다. 이 때 정확하게 기록된 의무기록은 당사자의 기억이나 진술에 비해 객관적인 자료로 인정받게 되므로 의료분쟁 해결에 유용한 증거자료가 된다.

1 의무기록 일반

1. 의무기록 작성법

1.1 의무기록에 포함해야 하는 정보

진료부에는 환자의 인적사항과 사진四診을 통해 얻어낸 정보, 이학적 검사를 포함한 각종 검사 결과, 이를 토대로 결정한 변증 및 치료 방법(침, 뜸, 부항, 추나 등)도 함께 기재한다.

1.2 기록 과정의 주의사항

의무 기록은 환자를 진료함에 있어 참고 자료이자, 의학 지식을 축적하기 위한 기초도구이며, 의료 행위에 관한 법정 판정의 근거 자료가 된다. 사람에 따라 다른 의미로 해석될 수 있는 약어는 되도록 약어는 피하도록 한다.

의무 기록 작성 시 객관성과 완벽성이 중요하다.

① 객관성

환자가 호소하는 증상은 어투, 단어, 표정 등 주관적인 도구를 통해 의사에게 전달된다. 이 때 의사는 환자가 호소하는 증상을 그대로 받아적기 보다는 다시 확인하여 환자가 표현하는 것이 환자의 상태가 맞는지 구분하여 객관적인 단어로 표현할 수 있어야 한다.

② 완벽성

환자의 상태와 관련되는 정보를 누락하는 것 없이 완벽하게 기재한다.

2. 의무기록의 내용

의무 기록의 내용은 정보수집 및 관찰자료, 문제 기술, 진단적 가설, 문제해결 계획의 4가지로 구성된다.

정보 수집 및 관찰의 단계에서는 임상의사의 사견이나 편견이 개입할 여지를 제어해 객관적 자세로 정보를 수집하고 기록하는 것이다. 이때는 면담으로부터 얻어낸 건강력 및 관련 정보, 신체검사 소견, 초기 검사실 성적들을 포함하는 정보를 포함한다. 이 단계에서 환자의 문제들이 도출되고 기술된다.

문제 목록이 수립되면 의사는 그 문제들은 설명할 수 있는, 또 환자상태에 관한 자기의 의견을 제시하고, 그 문제를 관리하게 위한 계획을 기록한다.

진단적 가설 단계에서는 각 문제를 설명하기에 적절한 의사의 의견과 생각을 전개하게 된다. 문제해결 계획단계는 진단적 가설에 근거해 환자에게 적절하고, 논리적으로 타당한 계획을 수립하게 되는 것이다.

2.1 초기 자료

환자에 대한 초기 자료를 수집하는데, 의학적 면담에서 얻은 정보와, 신체검사에서 얻은 소견, 그리고 진단검사 결과, 혈액 검사 자료 등을 포함한다.

2.2 문제의 사정査定

초기 자료 기반을 근거로 하여 문제 목록으로 요약된 문제들에 대한 의사의 진단적 생각 및 예후에 관한 생각을 간단히 기술하는 것이다.

2.3 관리계획

문제를 사정하면, 그 문제에 대한 의사의 평가와 의견에 따라 합리적으로 문제를 해결하려는 계획에 대해 기술하게 된다. 관리 계획은 진단계획, 치료계획, 환자교육까지 포함하게 되는 것이다.

2 진단서

진단서는 법적 효력을 갖는 의료 서식이다. 의료법 17조 및 의료법 시행규칙 제9조에서 진단서의 기재 사항으로 환자의 주소.성명 및 주민등록번호, 병명, 발병년월일, 향후 치료에 대한 소견, 진단 연월일, 의료기관의 명칭 및 소재지.진찰한 의료인의 성명.면허자격.면허번호를 규정하고 있으며 상해진단서의 기재 사항으로 진단서 기재사항 외에 상해의 원인 및 추정되는 상해의 원인, 상해의 부위 및 정도, 치료기간, 입원의 필요여부, 외과적 수술여부, 병발증의 발생가능여부, 통상활동의 가능여부, 식사의 가능여부, 상해에 대한 소견을 기록하도록 규정하고 있다.

사망진단서와 시체검안서는 기입 항목뿐만 아니라 의료법 시행규칙 제13조, 별지 7호 서식에 의해 그 기입 양식이 규정되어 있다. 사망진단서와 시체검안서는 동일 서식을 사용하나 사망진단서를 발부할 때는 "시체검안서"를 두 줄로 지우고 날인하며, 시체검안서를 발부할 때는 "사망진단서"를 두 줄로 지우고 날인하여 사용한다. 마지막 줄의 "위와 같이 진단(검안)함"에 대해서도 같은 요령으로 작성한다.

원부대조필 인

병록번호

진 단 서

연 번 호

주민등록번호

환자의성명		성별	남.여	생년월일	년 월 일	연령	만 세	
환자의주소	(연락처)							
질 병 명 □ 임상적 추정 □ 최 종 진 단	(주상병) (부상병)	한국표준질병 분류번호						
발병 연월일	년 월 일	진단 연월일	년 월 일					
향후 치료에 대한 소견								
비 고		용 도						

위와 같이 질병명을 진단합니다.

발 행 일 년 월 일

의료기관의 명칭 및 소재지

전화 및 FAX :

면허자격 면허번호 제 호 진료과목

의료인의 성명 (서명 또는 날인)

210㎜×297㎜[일반용지 60g/㎡(재활용품)]

상해진단서

원부대조필 인

병록번호

연 번 호　　　주민등록번호　　　동 반 자

환자의 성명		성별	남.여	생년월일	년 월 일	연령	만 세
환자의 주소	(연락처)						

질병명	□ 임상적 추정 □ 최 종 진 단	(주상병) (부상병)	한국표준질병 분 류 번 호

발병 또는 상해 연월일	년 월 일	진단 연월일	년 월 일
상해의 원인 및 추정되는 상해의 원인			
상해 부위와 정도			
입원의 필요여부			
외과적 수술여부			
병발증의 발생 가능여부			
통상활동의 가능여부			
식사의 가능여부			
상해에 대한 소견			
(예상) 치 료 기 간	년 월 일부터 년 월 일까지(진단일로부터 일간)		
향후 치료에 대한 소견			
비 고			

위와 같이 상해를 진단합니다.

발 행 일　　　　년 월 일

의료기관의 명칭 및 소재지

전화 및 FAX :

면허자격　　　면허번호 제　　　호　진료과목

의료인의 성명　　　(서명 또는 날인)

210㎜×297㎜[일반용지 60g/㎡(재활용품)]

사망진단서(시체검안서)

※ [ ]에는 해당되는 곳에 "✔"표시를 합니다.

등록번호	연번호	원본 대조필인
① 성 명		② 성 별 [ ]남[ ]여
③ 주민등록번호 -	④ 실제생년월일 년 월 일	⑤ 직 업
⑥ 등록 기준지		
⑦ 주 소		
⑧ 발 병 일 시	년 월 일 시 분(24시간제에 따름)	
⑨ 사 망 일 시	년 월 일 시 분(24시간제에 따름)	

⑩ 사 망 장 소

주소

장소 [ ] 주택 [ ]의료기관 [ ] 사회복지시설(양로원, 고아원 등) [ ] 공공시설(학교, 운동장 등) [ ] 도로 [ ] 상업·서비스시설(상점, 호텔 등) [ ] 산업장 [ ] 농장(논밭, 축사, 양식장 등) [ ] 병원 이송 중 사망 [ ] 기타( )

⑪ 사망의 원인

※(나)(다)(라)에는 (가)와 직접 의학적 인과관계가 명확한 것 만을 적습니다.

(가) 직접 사인

(나) (가)의 원인

(다) (나)의 원인

(라) (다)의 원인

발병부터 사망까지의 기간

(가)부터 (라)까지와 관계없는 그 밖의 신체상황

수술의사의 주요소견　　수술 연월일 년 월 일

해부의사의 주요소견

⑫ 사망의 종류 [ ] 병사 [ ] 외인사 [ ] 기타 및 불상

⑬ 외인사 사항

사고 종류 [ ] 운수(교통) [ ] 중독 [ ] 추락 [ ] 익사 [ ] 화재 [ ] 기타( )

의도성 여부 [ ] 비의도적 사고 [ ] 자살 [ ] 타살 [ ] 미상

사고발생 일시 년 월 일 시 분(24시간제에 따름)

사고발생 장소

주소

장소 [ ] 주택 [ ]의료기관 [ ] 사회복지시설(양로원, 고아원 등) [ ] 공공시설(학교, 운동장 등) [ ] 도로 [ ] 상업·서비스시설(상점, 호텔 등) [ ] 산업장 [ ] 농장(논밭, 축사, 양식장 등) [ ] 기타( )

「의료법」 제17조 및 같은 법 시행규칙 제10조에 따라 위와 같이 진단(검안)합니다.

년 월 일

의료기관 명칭 :

주소 :

의사, 치과의사, 한의사 면허번호 제 호

성 명: (서명 또는 인)

유 의 사 항

사망신고는 1개월 이내에 관할 구청·시청 또는 읍·면·동사무소에 신고하여야 하며, 지연 신고 및 미신고 시 과태료가 부과됩니다.

210㎜×297㎜[백상지 80g/㎡(재활용품)]

진단편

3 전자의무기록

국민건강보험에 의해 관리되는 진료내역은 규정된 형식의 전자문서로 제출되어 건강보험심사평가원의 심의를 거치게 된다.

여기에 기록되는 내용은 다음의 3개 표에 명시한 항목들이다.

첫째 일반 항목은 다음과 같다.

건강보험 전자청구 명세서 일반 항목

연번	속성명	자료형	크기(Byte)
1	명세서 연결 코드	숫자	8
2	요양일수	숫자	3
3	수진자 고유번호	숫자	8
4	요양기관 고유번호	숫자	8
5	입원, 외래 샘플 구분	문자	1
6	입내원일수	숫자	3
7	가산율	숫자	3
8	청구 형태	문자	1
9	서식구분 코드*	문자	2
10	보험자 코드**	문자	1
11	주상병	문자	5
12	부상병	문자	5
13	수술 여부	문자	1
14	진료과목 코드	문자	2
15	상해외인 구분	문자	1
16	특정기호 구분	문자	4
17	진료결과 구분	문자	1
18	입원도착경로 구분	문자	2
19	공상 구분	문자	1
20	청구 요양급여 비용총액	숫자	8
21	청구 본인 부담금	숫자	8
22	청구 보험자 부담금	숫자	8
23	청구 DRG(포괄수가) 번호	문자	10

24	의료급여 종별코드	문자	10
25	청구 구분	문자	1
26	심사결과 본인부담금	숫자	8
27	요양 개시 일자	날짜	8(YYMMDD6.)
28	최초 입원일	날짜	8(YYMMDD6.)
29	연령군	숫자	3
30	수진자 연령	숫자	3
31	성별 구분	문자	1
32	추출 확률	숫자	8
33	샘플 가중치	숫자	8

* 서식구분 코드: 한방의료기관 입원은 12, 한방의료기관 외래진료는 13.
** 보험자 코드: 건강보험 환자는 4, 의료급여 환자는 5, 보훈국비 환자는 7.
의료급여 환자는 본인 일부 부담금을 국비에서 지원, 보훈국비 환자는 진료비 전액을 국비에서 지원.

둘째 진료 내역 항목은 다음과 같다(별도의 레코드record로 관리된다).

건강보험 전자청구 진료 내역 항목

연변	속성명	자료형	크기(Byte)
1	항項 코드	문자	2
2	목目 코드	문자	2
3	분류코드 구분	문자	1
4	일반명 코드	문자	8
5	분류 코드	문자	8
6	1/2 구분	문자	1
7	단가	숫자	8
8	일일투여량 또는 실시횟수	숫자	8
9	총투여일수 또는 실시횟수	숫자	8
10	금액	숫자	8
11	줄 번호	문자	4
12	명세서 연결 코드	숫자	8

셋째 수진자受診者 상병 항목은 다음과 같다(역시 별도의 레코드로 관리된다).

건강보험 전자청구 수진자 상병 항목

연변	속성명	자료형	크기(Byte)
1	명세서 연결코드	숫자	8
2	진료과목코드	문자	2
3	상병코드	문자	5
4	일련번호	문자	2

한편 의료기관 사이의 원활한 정보 교환을 위해 몇 가지 전자문서의 표준화가 추진되고 있다. 대표적인 예는 진료의뢰서인데 진료의뢰서 서식은 기본정보 항목과 진료정보 항목으로 구성되며, 세부 내용은 아래와 같다.

① 기본정보(header) 항목

항목분류	세부항목	필수여부	내용
문서정보	임상문서명	필수	문서서식 명칭
	임상문서코드		문서서식 코드
	문서 생성기관 식별번호		문서생성기관의 교류객체등록번호
	문서 ID		해당 CDA(임상문서표준규격) 문서 고유 ID
환자정보	환자 ID	필수	의료기관에서 생성한 환자 ID
	성명		환자 성명
	생년월일		환자 생년월일(YYYYMMDD)
	환자성별코드 명칭	선택	환자 성별코드 명칭
	환자성별코드		환자 성별코드
	연락처		환자 전화번호
	주소		도로명, 도로번호, 이후상세주소, 우편번호 등으로 구성
	진료구분코드 명칭	항목에 따름	외래/입원 등 구별자
	진료구분코드		외래/입원 등 구별 코드
의료기관 정보	의료기관 식별번호	필수	의료기관의 교류객체등록번호
	요양기관기호		건강보험심사평가원 요양기관 기호
	요양기관명		요양기관명
	요양기관 연락처		요양기관 전화번호
	주소	선택	도로명, 도로번호, 이후상세주소, 우편번호 등으로 구성
	진료과명	필수	진료과 명칭 - 건강보험심사평가원 진료과 명칭
	진료과 코드		진료과 코드 - 건강보험심사평가원 진료과 코드
진료의	의료진 성명	필수	진료의 성명
	의료진 면허번호		진료의 면허번호
	의료진 연락처	선택	진료의 전화번호
문서 작성자	문서작성자 ID	필수	문서작성자의 병원내 직원ID
	문서작성자 성명		문서작성자 성명
	문서작성자 연락처	선택	문서작성자 전화번호
	문서담당자		문서담당자 성명
수신기관 정보	의료기관 식별번호	필수	의료기관의 교류객체등록번호
	요양기관기호		건강보험심사평가원 요양기관 기호
	요양기관명		요양기관명
	요양기관 연락처		요양기관 전화번호
	진료의 성명	선택	수신기관 측 의료진 성명
	주소		도로명, 도로번호, 이후상세주소, 우편번호 등으로 구성
	진료과명		진료과 명칭(건강보험심사평가원 진료과 명칭)
	진료과 코드		진료과 코드(건강보험심사평가원 진료과 코드)

② 진료정보(body) 항목

항목분류	세부항목	필수 여부	내용
진단내역	진단일자	필수	해당 상병의 진단일자
	상병명		한국표준질병사인분류(KCD7) 상병명
	상병코드		한국표준질병사인분류(KCD7) 상병코드
약물 처방 내역	처방일시	필수	처방된 약품의 처방일시
	처방약품명		처방된 약품의 KD코드(한국의약품표준코드) 명칭
	처방약품코드		처방된 약품의 KD코드
	주성분명	선택	처방된 약품의 ATC 주성분 코드(성분코드) 명칭
	주성분코드		처방된 약품의 ATC 주성분 코드
	용량	필수	처방된 약품의 1일 투약 총용량
	복용단위		처방된 약품의 1일 투약 총용량 단위
	횟수		처방된 약품의 1일 투여 횟수
	투여기간		처방된약품의총투약일수
	용법	선택	처방된 약품의 용법 정보(처방전에 표시되는 형태)
검체검사결과, 병리검사 결과, 영상검사 결과: 검사일시, 검사항목경, 검사항목코드, 세부검사명칭, 검사결과 값, 참고치 등을 기록. 상세 내용은 생략함.			
기능검사 결과	검사일시	필수	해당 검사 수행/시행 일시
	검사명		해당 검사의 명칭(보건의료용어표준(검사), 심평원EDI 규정 준용)
	검사코드		해당 검사의 코드(보건의료용어표준(검사), 심평원EDI 규정 준용)
	검사결과값	항목에 따름	해당 검사의 결과값(수치결과 또는 문자열)
수술내역: 수술일자, 수술명, 수술코드, 수술 후 진단명, 마취 종류 기록. 상세 내용은 생략함.			
알러지 및 부작용	등록일자	필수	알러지별 등록일자
	알러지요인		알러지 요인 명칭
	알러지요인 코드		알러지 요인 코드
	알러지명	선택	알러지명
	반응		알러지 반응
소견 및 주의사항	소견 및 주의사항	항목에 따름	기타 소견 및 주의사항에 대한 내용 기술
의뢰사유	의뢰사유		의뢰사유 기술
예약관련 정보	예약희망일시		다음 진료예약 일시 표기
	예약관련 내용	선택	예약과 관련된 내용 기술

第三節 의학면담

1 일차 진료에서 의학면담

1. 의학면담의 의미와 목표

의학면담은 의학적 도움이 필요한 사람(환자)이 전문훈련을 받은 의료인과의 대면을 통해 생활에서 생기는 신체적, 정신적 불편함을 해결하는 데 도움을 주는 학습과정이다. 이는 장기적으로 환자의 사고, 행동, 감정적 측면에서 환자의 인간적 성장을 도모[11]한다.

통상적으로 일반 상담이 해당 분야 전문가의 식견에 바탕을 둔 조언으로 문제를 해결하는 반면, 의학면담은 단순히 환자의 불편함을 해결하는 것을 뛰어넘어 환자가 인간적으로 성숙하는 데 도움을 주는 것을 목표로 한다.

의료인이 올바른 진단을 내리기 위해서는 충분한 임상정보가 필요하다. 충분한 임상정보라 함은 망望, 문聞, 문問, 절切 사진四診에 기반을 둔 환자의 증상·징후 정보와 각종 신체계측 정보, 생물학적·화학적 검사 정보 등 포괄적 정보를 의미한다.

환자로부터 정확하고 의미 있는 정보를 확보해야만 보다 정확하게 진단하고 엄밀하게 치료할 수 있다. 이런 임상정보는 환자로부터 확보할 수 있으므로, 환자와 의료인의 긴밀한 소통은 필수불가결하다.

하지만 대부분의 환자는 인격과 심리의 분리가 잘 이루어지지 않으므로 전문가의 조언을 들으려 하지 않는 경향을 띤다. 전문가의 조언을 듣는 것 자체가 개인이 부족하고 잘못했다는 것을 증명하는 것으로 여기기 때문이다. 따라서 의학면담에서 의료인은 환자를 진료에 함께 참여하는 사람, 즉 진료의 동반자로 인정하여 환자가 적극적이고 주도적인 역할을 할 수 있도록 노력하는 것이 무엇보다 중요하다.

11) 이장호. 상담심리학. 서울. 박영사. 2005(4판).

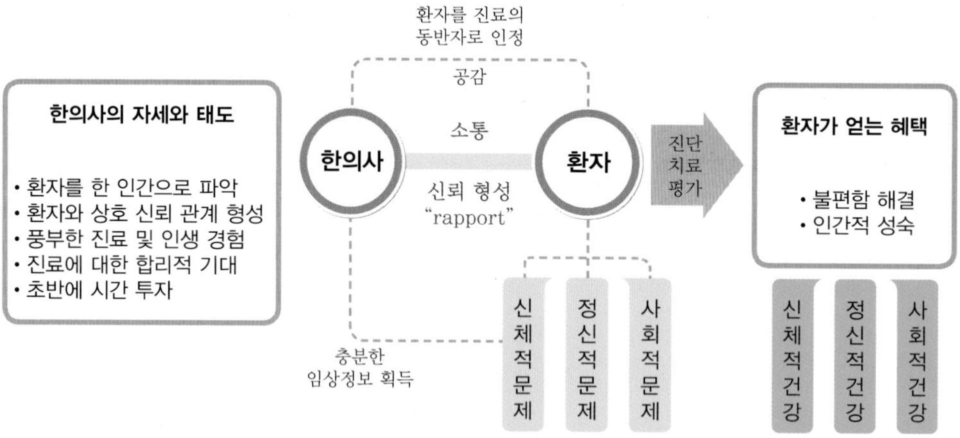

의학면담에서의 한의사-환자 관계와 면담의 목표

2. 초진에서 시간 투자의 중요성

우리나라 의료현실상 의료기관에서 의료인이 환자에게 충분히 시간을 내기 어렵다. 이 때문에 짧은 시간에 원만한 소통을 위해서는 효과적인 면담기술을 활용해야 한다. 진료의 효율적 측면만을 강조하면 의료인들은 환자를 수단 혹은 대상으로 보게 된다. 효율적 진료는 자칫 의사 중심의 진료가 될 수 있기 때문에 장기적으로 보면 환자 진료에 좋지 않다. 따라서 효과적 진료를 위해 초반에 시간 투자를 충분히 하는 것이 장기적으로 시간을 아끼는 길이 된다. 환자에게 존경받는 의료인들이 초진에서 충분한 시간을 들여서 상담하는 이유이다.

의료인이 효과적으로 진료한다는 것은 환자를 진료의 파트너로서 대한다는 것을 의미한다. 즉 환자를 진료의 한 주체로 적극적으로 진료에 참여시키고 환자가 문제해결에 협조할 수 있도록 도움을 요청하는 것이다. 이는 의료인이 문제해결을 위해 환자를 상하관계가 아니라 수평관계로 만나고 환자를 하나의 인간으로 대하는 것을 말한다. 이런 자세는 일반적인 인간관계에서도 가장 기본이 되는 것으로 의료인들은 반드시 이를 인지해야 한다.

면담에 들어가기 전에 우선 의료인이 가져야 할 태도에 대해 알아보자.

2 의료인의 태도

의료인은 일상적인 생활뿐 아니라 진료에서도 주변 환경과 사람들에 많은 영향을 받으며 여기서 어떤 영향을 받는가에 따라 의료인의 행동과 언어가 결정되는 경우가 많다.

하지만 의료인이 환경이나 환자에게 영향을 많이 받으면 적절한 면담이 이루어지지 않을 수 있다. 따라서 의료인이라면 상담에 앞서 자신의 생각과 태도를 확고히 하는 것이 필요하다. 임상진료에 있어서 중요한 것은 환자의 건강상태에 대한 정확한 평가와 질병의 진단·치료이므로, 의료인은 환자의 건강 회복을 최우선으로 하는 생각과 태도를 가져야 한다.

이를 위해서 의료인이 갖추어야 할 조건으로 환자와 수평관계 맺기, 신뢰 형성하기, 풍부한 경험 갖추기, 합리적 기대 갖기 등이 있다.

1. 환자와 수평관계 맺기

환자와 의료인의 관계는 단순한 생리, 병리적 의학지식의 전달과 이해를 주고받는 관계가 아니다. 의료인은 환자를 의학적 관점에서 치료하고 충고할 뿐 아니라 환자를 진료의 수평적 파트너로 인정하고 환자에게 도움과 지지, 격려를 전해야 한다. 즉, 의료인은 가치관과 생각, 감정을 가진 한 인간으로서 환자를 수평적으로 인지해야 한다.

2. 신뢰 형성하기

의료인이 환자와 형성하는 친밀감을 국내에서는 라포(프랑스어 하포[Rapport]에서 유래. '치료적 소통관계', '정동소통情動疏通'으로 번역)라고 부르며, 환자와 의사가 친해지는 과정을 라포 형성 과정이라고 한다. 라포란 사람과의 관계에서 발생하는 조화로운 일치감을 나타내는 말로서 '촉진적 관계'라고도 한다.

의료인은 환자의 임상정보를 수집해야 진단을 정확하게 할 수 있는데, 임상 정보를 수집하기 위해서는 환자와 관계가 돈독해야 한다. 그래야 환자가 자신의 속내를 털어놓기 때문이다. 그러므로 환자와의 신뢰 구축을 통해 마음이 편한 환경을 조성하는 것이 의료인이 초반에 해야 할 중요한 일이 된다.

3. 풍부한 진료 및 인생 경험 갖추기

의료인은 풍부한 진료경험과 인생 경험을 갖추고 환자보다 더 많은 책임을 지고 면담을 주도해야 한다. 다만 면담을 주도한다는 것은 혼자 해결한다는 것이 아니라 환자를 진료의 공동 참여자로 인정하고 환자에게 도움을 주는 마음을 가져야 함을 의미한다. 환자와의 관계를 주도하기 위해 의료인은 인간존중의 마음으로 면담 기술을 익히고, 자기성찰을 통해 끊임없는 인간적 성숙을 이루어야 한다.

4. 합리적 기대 갖기

의료인은 면담에 대해 합리적인 기대를 가져야 한다. '환자가 좋아지는 데 내가 도움을 줄 수 있다'거나, '이 환자는 좋아질 가능성이 있다'는 것은 합리적인 기대이다. 이런 마음가짐은 실제로 환자의 건강에 많은 영향을 미치기 때문에 매우 중요하다. 물론 면담이 모든 것을 치료하거나 환자를 낫게 하지는 않는다. 죽음을 앞둔 사람을 기적적으로 낫게 할 수 없고, 비가역적 변화가 일어난 병변이 수술 없이 제거되지도 않는다. 하지만 합리적 기대를 수반한 면담을 통해 환자가 자신의 운명을 거부하지 않고 받아들이는 데 도움을 줄 수 있다.

만약 '이 환자는 내가 다 낫게 할 수 있다'고 생각하거나, 환자에게 "나만 믿으면 좋아질 것이다"라고 말한다면 이는 비합리적인 태도다. 이런 말들은 환자에게 잘못된 신념을 주거나 의료사고 혹은 의료분쟁의 씨앗이 되므로 주의해야 한다.

3 면담의 시작

환자가 오면 우선 잘 맞이한다. 면담은 단순한 문장으로 시작하는 것이 좋으며 동성일 경우 악수도 괜찮다. 환자를 부를 때 이름을 부르되 뒤에 선생님 등 존칭을 붙이도록 한다.

의료인도 본인을 소개하는 것이 좋다. 이름과 직위, 맡은 업무와 자신의 역할 등에 대해 환자에게 간략히 소개하여 환자에게 신뢰감을 줄 수 있는 분위기를 만든다. 환자가 자발적으로 면담할 준비가 되었는지 확인하고 날씨, 음식, 환자의 관심사 등으로 면담 시작을 가볍게 하는 것이 좋다.

환자는 자발적으로 내원하기도 하지만 비자발적인 경우도 많이 있으므로 오자마자 환자의 문제에 집중하거나 왜 내원했는지를 바로 묻는 것은 가급적 피한다.

면담 시작 때 대략적인 면담시간과 의사의 요구, 환자가 의논할 부분에 대해 전체적인 그림을 그릴 필요가 있다. 그렇지 않으면, 면담이 끝나갈 때 환자가 중요한 문제를 언급하거나 의사와 환자 사이에 오해가 발생하는 일이 많아지게 된다.

4 정보 수집

의료인은 환자가 내원하는 순간부터 환자 정보를 수집한다. 망望, 문聞, 문問, 절切의 사진四診은 환자의 임상정보를 획득하는 한의학의 중요 기술이다. 자세한 것은 본 교재의 진찰편에 언급하였으므로 여기서는 주소증, 과거력, 사회력, 가족력 정보 수집을 중심으로 면담 과정에서의 주안점을 설명한다.

1. 주소증

주소증主訴症은 환자가 호소하는 주요 불편 증상으로 가급적 하나를 선택하는 것을 원칙으로 한다. 어쩔 수 없다 하더라도 3개를 넘기지 않는 것이 좋다. 주소증을 기록할 때는 환자 자신이 호소하는 단어를 그대로 사용한다. 예를 들어 '허리와 왼쪽 다리가 아프다'라는 증상을 '요각통'이나 '좌골신경통'으로 기록하는 것은 피한다. 이렇게 기록하는 의사의 주관이 개입될 가능성이 있기 때문이다.

주소증 첫째 위치와 범위를 정확히 확인한다. 위치 정보에는 깊이와 범위에 대한 정보가 포함된다. 둘째 호소하는 불편감의 정도와 양을 확인한다. 이 과정에서 증상의 강도·정도를 되도록 숫자로 표현할 필요가 있다. 예를 들어 요통이 있다면 허리의 어떤 부위가 아픈지와 함께 불편함의 정도를 시각상사척도視覺相似尺度(Visual Analogue Scale, VAS) 등의 점수로 기록한다. 셋째 시간 특징을 기록한다. 시간 특징에는 주소증의 시작 시간이나 지속 시간, 반복되는 간격과 경과를 기록한다. 넷째로 불편감을 악화시키거나 완화시키는 요인을 확인하여 기록한다. 다섯째로 동반 증상의 패턴을 확인한다. 이는 한의학의 변증과도 연결된다.

2. 과거력

환자의 현재 병력은 과거병력과 밀접한 관련이 있다. 따라서 과거병력을 아는 것은 현병력을 이해하는 데 매우 중요하다. 과거력은 과거의 전반적 건강상태, 과거에 겪었던 질병이나 사고, 손상, 입원, 예방접종 이력과 복약 관련 정보, 알러지 이환 경험 등을 의미하며 여성의 경우 산과력産科歷을 여기에 포함시킬 수 있다.

고열이나 전염성 질환으로 의심되는 증상을 가지고 내원했다면 어린 시절에 어떤 전염병에 걸렸는지에 관한 정보는 중요한 의미를 가진다. 어린아이들의 경우 예방 접종 이력을 적은 표를 확인하는 것도 필요하다.

중장년 및 노년 환자의 경우 고혈압, 중풍, 심질환, 당뇨, 결핵 등의 만성질환 기왕력도 현재 증상을 판단하는 데 중요한 정보가 된다.

과거의 교통사고나 낙상사고 여부, 입원을 했다면 어떤 이유로 입원을 했는지 확인할 필요가 있다.

천식이나 두드러기 등이 있다면 알레르기 질환 가능성을 고려해야 하므로 과거에 어떤 알레르기를 가지고 있었는지 확인해야 한다. 여성의 경우 임신 출산과 관련된 정보를 반드시 점검하도록 한다.

3. 사회력

사회력이란 용어의 문자적 의미는 사회적 요인에 대한 노출 이력을 말하지만, 일반적으로 직·간접적으로 개인의 건강에 영향을 줄 수 있는 일상생활 양식(식사, 운동, 성생활 및 성적 지향성, 직업 등) 내지 생활 습관(흡연, 음주, 약물 남용 등)을 포함한다.

최근 들어 건강을 평가하는 정보로 개인의 일상생활 형태에 관한 정보가 중요시되고 있다. 세부적으로 다음의 표에 열거한 항목을 확인한다.

사회력의 구성 항목과 세부 내용

항목 구분	세부내용
개인의 기호 및 습관	카페인 섭취정도: 커피, 탄산음료 등 흡연: 흡연여부, 흡연 량/1일 음주: 음주량/1회/1주일/1달 약물중독: 마약
건강증진과 관련된 행위	식습관, 생활습관, 운동습관, 안전습관, 검진습관
개인생활 관련 정보	직업, 가정환경, 스트레스, 성생활, 종교생활

4. 가족력

가족 이야기는 면담의 마지막에 다룬다. 가족관계는 신뢰가 쌓여야 청취가 가능하다. 처음 만나 신뢰 형성이 안 된 사람에게 가족 이야기를 털어놓는 것은 쉬운 일이 아니기 때문이다.

가족에 대한 질문은 혈연관계를 중심으로 한다. 즉 부모, 자식 관계나 형제, 자매관계에서의 질병 이환 이력을 파악한다. 부모의 질병은 자식들에게 발생할 가능성이 높으므로 부모가 당뇨, 고혈압, 중풍, 천식, 암, 정신질환 등 만성 난치성 질환을 가지고 있을 경우 이에 관심을 가지고 현재 증상을 해석한다.

부부는 혈연으로 묶이지 않기 때문에 가족력에서는 배우자에 대한 질문은 포함되지 않는다. 다만 부부는 생활공동체로 배우자가 동일한 질병이 있을 경우 식단이나 생활 양식 등을 확인해 볼 필요가 있다.

5 신뢰 관계 형성

대부분의 사람들은 이해받고 존중받는다는 느낌을 원한다. 특히 환자는 몸과 마음이 약해진 경우가 많기 때문에 의료인이 자신을 잘 이해하고 특별히 신경을 더 써주며 감정적으로 지지해 주기를 희망한다. 한마디로 환자는 공감받기를 원한다.

의료인이 환자를 공감한다는 것은 크게 두 가지 과정으로 구분할 수 있다. 첫째, 환자의 감정을 정확히 이해한다는 것이고, 둘째, 이해한 감정을 환자에게 잘 전달하는 것이다. 둘 중 하나라도 이루어지지 않으면 치료에 도움이 되는 상호 신뢰 관계(라포)의 형성은 쉽지 않다. 따라서 의료인은 환자의 말과 행동에서 환자가 어떤 감정을 가지는지 정확히 파악하고 이를 잘 전달하는 능력을 습득해야 한다.

라포 형성은 면담초기에 반드시 이루어져야 하는데, 이 때 형성된 관계가 전체적인 면담의 성패에 중요한 영향을 미친다. 따라서 의료인은 시간이 걸리더라도 초기에 라포를 형성하는 데 충분한 시간을 투자해야 한다. 만약 의료인이 섣불리 환자의 가치관, 신념 등을 자극하는 말을 건네면 환자는 공감 받는 느낌을 받지 못한다. 이는 궁극적으로 환자 진료에 방해가 된다. 환자가 가진 문제는 옳고 그름으로 접근하기보다 환자의 관점에서 이야기하는 것이 문제 해결에 궁극적으로 도움이 되는 경우가 많다.

환자와 진료자의 신뢰 관계 형성을 위해 의료인이 갖춰야 할 기본 원칙은 이해, 수용,

일관된 자세다. 자세히 알아보도록 하자.

1. 공감적 이해

공감적 이해란 환자 관점으로 감정을 느끼며 환자 관점으로 문제를 바라보고 생각하는 것이다.

유명하거나 환자를 많이 보는 전문 분야의 의료인은 진료의 초점을 문제 해결의 효율에 두는 경우가 많다. 시간이 촉박한 의료인 입장에서 효율적 진료가 중요하지만, 환자는 의료인이 자신의 상황을 잘 이해해주고, 감정적으로 지지해 주기를 희망한다. 실제로 의료인이 환자의 입장에서 환자를 바라볼 때 환자는 자신이 이해받는 느낌을 받는다. 이런 과정에서 환자와 의료인 사이에 신뢰와 친밀감이 형성된다.

사람은 누구나 자신의 관점에서 문제를 바라보고 이해한다. 환자 스스로의 생각 속에서는 그럴 수밖에 없었던 필연적 이유가 있게 마련이다. 환자의 문제를 '맞다', '틀리다'로 보는 것이 아니라, 그런 상황이라면 그럴 수밖에 없었던 환자의 관점을 이해하고 그때 느꼈을 감정을 짚어주는 것, 이것이 공감적 이해의 핵심이다.

2. 무조건적 수용

무조건적 수용은 환자가 하는 말을 어떤 조건 없이 수용하는 것이다. 폭력을 동반하지 않는 이상, 의료인은 환자가 말로 표현하는 그 어떤 것이라도 수용한다. 의료인의 무조건적 수용을 통해 환자는 자신의 말이 수용되는 느낌을 받고 의료인에게 소속감을 가지게 된다. 이는 이전에 환자가 경험하지 못했던 것으로 자신의 새로운 면을 발견하는 계기가 되며 자기 생각과 행동이 변화하는 기초가 된다.

다만 우리가 알아야 할 것은 환자의 말을 무조건적으로 수용한다는 것이 환자의 말에 무조건 찬성한다는 뜻은 아니다. 환자의 말을 수용한다는 것은 다른 조건을 달지 않는다는 것이고, 조건 없이 환자가 수용되는 느낌을 환자에게 전하는 것이다.

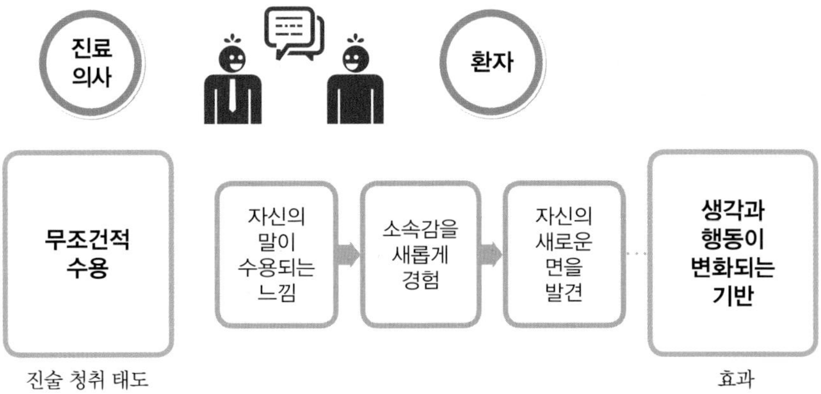

의사의 무조건적 수용에 따른 환자의 진료 수용 태도 변화

3. 일관적 자세

여기서 언급한 자세란 환자의 말과 행동에 대한 의료인의 태도를 의미한다. 즉, 일관된 자세란 의료인의 태도가 일관되어야 한다는 것을 의미한다.

환자는 기본적으로 심신이 불편하고 약하다. 그러므로 환자가 현재 가지고 있는 문제의 이유를 통상 자신 이외의 사람이나 환경에서 그 원인을 찾으며 배우자, 자식, 부모, 직장상사나 직장동료 등을 탓하게 되는 경우가 많다. 즉 많은 경우 환자의 마음 속에 '불쌍한 나, 나쁜 환경 혹은 다른 사람'이라는 구도가 만들어지는 것이다.

의료인의 일관적 자세는 이 때 중요하다. 만약 의료인이 환자를 편들면 환자는 자신의 정당성을 확보하여 자신을 그렇게 만들었다고 생각하는 원인 제공자와 대치하게 된다. 이는 환자가 만들어 둔 대립 구도를 강화하는 데 의료인이 의도하지 않게 기여하는 것이다. 이와 반대로 의료인이 환자의 뜻에 반하는 충고를 하면 환자는 의료인과의 관계를 끊고 치료를 거부하거나 자기 편을 들어 주는 다른 의사를 찾게 된다. 이른바 의료쇼핑이 시작되는 것이다.

이런 구조는 의료인의 입장에서 보면 매우 해결하기 어려운 진퇴양난의 상황이 된다. 편들어 줄 수도 없고, 따끔한 조언을 해 줄 수도 없는 상황이 되는 것이다.

이럴 때 의료인은 환자에게 충고하지 않고 환자를 편들어 주지도 않으면서 도움을 주는 자세를 취해야 한다. 즉 의료인은 환자의 말을 수용하고 공감적으로 이해하되, 그 가치를 평가하지 않고 환자의 말을 언어로 돌려주는 것이다. 이렇게 환자를 공감하되 편들어 주지도 않는 태도, 즉 일관되게 무게 중심을 잡고 버텨주는 태도를 보임으로써 환자의 문제가 스스로의 문제임을 통찰할 수 있도록 한다.

'내가 책임지겠다'거나 '나만 믿으면 된다'는 말은 환자의 의존감을 강화하게 되고, 의료윤리적으로도 문제가 된다. 또한 '이렇게 하는 것이 좋다'거나 '건강을 위해서는 이렇게 하라'는 형태의 말은 환자에게 강요로 들리기 쉽다.

의료인이 양자택일해야만 하는 상황은 극복하기 쉽지 않다. 이런 상황에서 환자 편을 들지 않고, 충고하지 않으면서 일관된 태도로 환자와 면담하기 위해서는 의료인 스스로 인간적으로 성숙해야 한다. 그러므로 면담을 하는 의료인은 이를 위해 끊임없는 노력을 해야 한다.

6 의학면담 기술[12)]

면담에서 의료인은 자신과 환자의 인간적 성숙을 위해 많은 노력을 해야 한다. 더불어, 면담을 원활하게 진행하기 위해서는 몇 가지 면담 기술을 익히는 것이 좋다. 면담에서 가장 중요한 것이 환자에 대한 긍휼지심矜恤之心이지만, 이를 전달하는 것은 또 다른 기술이기 때문이다. 본 교재에서는 면담의 기법으로서 두 가지, 즉 환자의 언어 흐름을 방해하지 않고 따라가는 비지시적 면담법과 의사의 의견을 전달하는 지시적 면담법을 각각 설명하고자 한다.

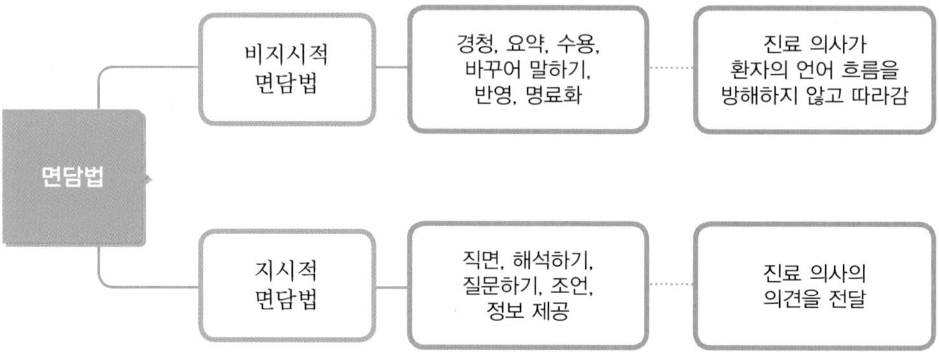

면담법의 구분과 종류

12) 이 단원의 설명은 다음 서적을 참고하였다: 김환, 이장호. 상담면접의 기초. 서울. 학지사. 2006.

6-1 비지시적 면담

미국의 심리학자 앨버트 메라비안(Albert Mehrabian, 1939–)은 의사소통에서 소리가 차지하는 비중이 38%이고 표정과 행동이 차지하는 비중이 각각 35%, 20%이며 대화에서 언어로 진달하는 의미는 7%에 불과하다고 하였다. 이는 비언어적 의사소통이 매우 중요함을 뜻한다. 따라서 의사소통을 위해서는 비언어적 요소를 잘 활용하는 것이 필요하다.

비지시적 면담은 의료인이 비언어적 요소를 잘 활용하여 환자의 언어 흐름을 방해하지 않고 따라가는 면담 기술을 말한다. 여기에는 경청, 요약, 수용, 바꾸어 말하기, 반영, 명료화 등의 기법이 있다.

1. 경청

경청敬聽/傾聽이란 환자의 말을 잘 듣는 것이다. 말을 잘 들어주기만 해도 환자의 많은 문제가 해결되기도 한다. 따라서 환자의 말을 잘 듣는 것은 의학 면담에서 매우 중요한 기술이다.

경청은 귀로만 듣는다는 것이 아니다. 힐(Clara E. Hill)과 오브리언(Karen M. O'Brien)은 비언어적 의사소통 요소를 포함한, 경청을 위한 10가지 요령을 제시하였다.[13] 각각의 앞 글자를 모아 인커리지ENCOURAGES 법이라 부른다. 의료인은 환자와 눈맞춤eye contact을 하여 상대를 주시하고, 고개를 끄덕이며nod, 문화적 차이culture difference를 인정하고, 개방적 자세open stance를 유지하며, 으흠uhm 등의 추임새를 넣고, 편하고 이완된 자세relaxed position를 취하며, 번잡한 동작은 피하고avoiding complex, 상대의 언어 유형grammatical style에 맞는 표현을 사용하며, 귀Ear로 잘 듣고, 적당한 공간space을 두는 것을 말한다.

경청을 할 때는 환자의 말을 의료인이 잘 골라 들어야 한다. 즉 선택적으로 경청을 해야 한다. 환자는 자신의 무엇이 문제인지를 모르는 경향이 많으므로 나열식으로 말을 하거나 자신의 합리성을 강조하기 위해 자신의 입장을 고려하여 사실을 해석하는 경우가 많다. 이 때문에 면담의 방향이 주제를 벗어날 수 있다. 이때 의료인은 주제를 벗어난 것에 대해서 이른바 "무시하지 않는 무시"를 통해 환자가 의료기관에 온 이유를 명확하게 풀어낼 수 있도록 한다. 이를 선택적 경청이라고 하는데, 이것이 환자를 무시하는 것으로 환자에게 느껴져서는 안 된다. 선택적 경청은 환자의 언어 흐름을 방해하지 않아야 한다.

13) Hill, C. E., & O' Brien, K. M.(1999). Helping skills: Facilitating exploration, insight, and action. Washington, DC: American Psychological Association.

경청을 위한 10가지 요령 - 「인커리지ENCOURGES」 법

항목	내용
눈 맞춤Eye contact	환자의 시선을 회피하지 말고 적당한 정도로 환자를 주시한다. 단, 환자를 뚫어지게 보는 것은 피한다.
고개 끄덕임Nods	대화 도중에 적당히 고개를 끄덕여 환자의 말을 경청하고 있음을 표현한다.
문화적 차이 인정 Culture differences	연령, 성별, 직업, 사회경제적 지위, 출신 지역, 종교 등에 따른 문화적 차이를 인식하고 존중한다.
개방적 자세Open stance	개방적이고 여유로운 자세를 취한다.
추임새Uhm	"으흠", "네", "그렇군요" 등의 말로 환자의 진술을 경청하고 있음을 표현한다.
이완Relax	긴장을 풀고 편한 자세를 유지한다.
주의 분산 지양Avoid	시계 보기, 필기도구 만지작거리기 등 주의를 산만하게 하는 동작을 피한다.
적합한 언어 사용 Grammatical style	환자의 언어 양식을 반영하여 그에 어울리는 언어를 구사한다. 환자의 나이와 교육 수준에 맞게 대화하고 전문적인 용어의 사용을 되도록 피한다.
진지한 청취Ear	귀 기울여 듣는다.
적당한 공간Space	적당한 거리에 앉는다. 환자가 거리를 선택할 수 있게 하는 것이 좋다.

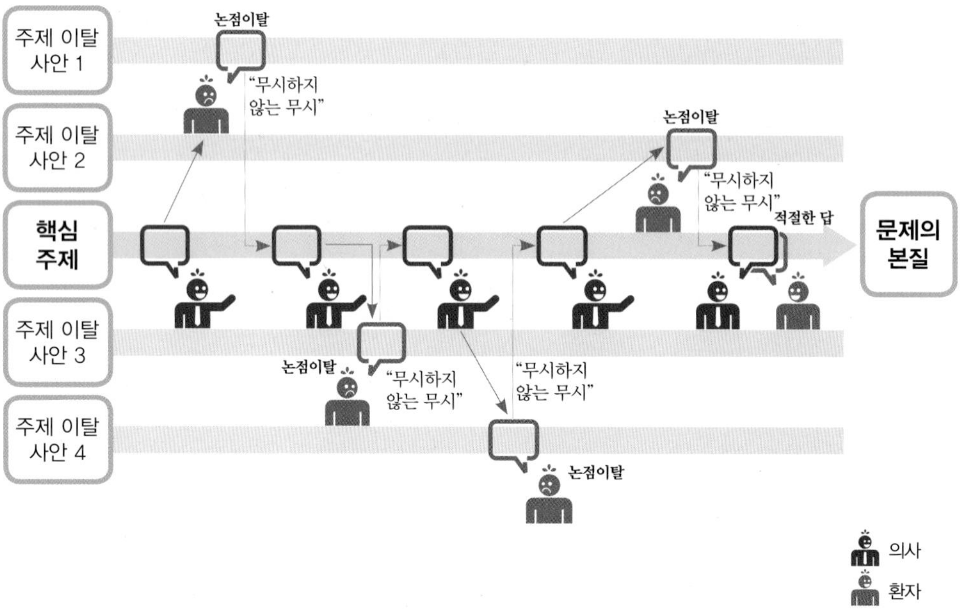

선택적 경청. 환자가 주제를 벗어난 진술을 할 경우 의료인은 선택적 경청을 통해
면담의 논제에 맞는 방향으로 대화의 흐름을 이끌어야 한다.

2. 수용

수용受容이란 환자가 하는 어떤 말도 조건 없이 받아들이는 것이다. 앞서 언급했듯이 이런 수용을 통해 환자는 의료인과 소속감을 느끼게 되고, 이러한 느낌은 환자 스스로의 변화를 이끌어 낸다. 이처럼 수용이란 방법은 궁극적으로 환자의 행동을 변화시키는 데 중요한 기술이다.

3. 요약

요약要約이란 의료인이 환자의 진술을 바탕으로 환자의 여러 가지 생각과 감정을 묶어서 간략하게 정리하는 것이다. 즉 의료인이 환자의 대화 내용과 감정의 핵심을 잡아 줄거리를 이어갈 수 있도록 돕는 것을 요약이라고 한다.

의료인이 요약을 잘 하면 환자가 언어의 흐름을 놓치고 감정적으로 빠지는 것을 방지할 수 있다. 특히나 산만한 환자나 자신의 주장이 강한 환자의 경우 요약 기술이 필요하다. 요약 기법은 환자가 더 큰 그림을 보고 본질적인 문제를 이야기하는 데 도움을 준다. 또한 의료인이 환자의 말에 주의를 기울이고 있으며 환자를 이해하고 있다는 것을 전달하는 효과도 있다.

환자의 진술을 요약해 말할 때 의료인이 자신의 의견을 주장하듯이 하지 않도록 주의할 필요가 있다. 요약은 비지시적 면담기술로서, 의료인이 요약을 빌미로 환자의 언어 진술을 방해해서는 안 된다.

4. 재진술

재진술再陳述은 환자의 말을 따라 하는 것이다. 예를 들면 환자가 "허리가 아침부터 많이 아팠습니다"라고 하면 "많이 아프셨군요"라고 말을 한 번 더 반복하는 것이다. 의사가 이렇게 따라 하는 것을 환자가 거의 의식하지 못하고 자신의 말을 이어가면 이는 성공적인 재진술이 된다. 재진술은 의료인에게 어려운 면담기술은 아니지만, 공감적 요소가 다소 부족하다는 느낌을 환자에게 줄 수 있다. 이럴 경우 유사한 의미로 말을 바꾸어 주는 방법을 사용하면 환자에게 좀 더 풍부한 공감의 느낌을 줄 수 있다.

예를 들어 환자가 "속이 상합니다"라고 하면 "속이 상하셨군요"라고 할 수도 있지만 "마음이 불편했군요"라고 유사한 의미로 말을 바꾸어 말하면 환자의 공감을 더 효과적으로 이끌어 낼 수 있다.

5. 명료화

환자는 자신의 감정이 무엇인지 잘 모르는 경우가 많다. 환자의 감정이 정리되지 않을 때 유사한 뜻을 가진 다른 말로 대처해서 명확하게 표현해 줄 필요가 있다. 이를 명료화明瞭化라 한다.

명료화는 환자의 말 중에 모호한 것을 환자가 명확하게 인지하게 해 준다는 측면에서 재진술과 구별된다. 명료화는 의사가 말을 바꾸어 말하는 것이기 때문에 잘못하면 환자의 언어 흐름을 방해할 수 있다. 따라서 의료인은 명료화 기법을 쓸 때 본인의 해석이 들어가지 않도록 주의해야 한다.

의료인은 환자에게도 본인이 잘 이해하지 못했음을 밝히면서 명료화해 주기를 요청할 필요가 있다. 예를 들면 "잘 이해를 하지 못 했습니다. 홍길동씨가 말하고자 하는 바를 좀 더 명확히 이야기해 주면 진료에 도움이 되겠습니다"라고 요구한다. 만약 의료인이 환자에게 이해하기 어렵다는 말만 하고 명료하게 말해 달라는 요구를 하지 않으면 환자는 의사가 자신의 말을 비판하거나 비난하는 것으로 해석할 수 있기 때문이다.

6. 반영

반영反映은 환자의 표현감정表面感情 밑에 숨어있는 내면감정內面感情을 표출하도록 돕는 것이다. 예를 들어 의료인이 "홍길동씨가 화가 나서 소리친 것은 아이를 걱정해서 그런 것으로 느껴지는군요"라고 말하면 환자는 자신의 행동을 다시 한 번 생각해 보게 된다. 즉 의료인이 위와 같이 말함으로써 '화火'라는 표면감정 밑에 숨어있는 본질적인 내면감정을 환자가 탐색할 수 있게 된다. 환자가 의료인의 반영으로 자신의 감정을 성찰하게 되면 문제 해결에 큰 도움을 받게 된다.

반영의 면담기술을 적용할 때 의료인이 환자의 미묘한 감정 방향을 정확히 감지하고 반영의 깊이를 적절히 조절하여 적합한 언어를 통해 이야기해 주는 것은 매우 중요하다. 만약 방향이 잘못되거나 감정의 깊이가 적절하지 못하면 환자는 거부감을 느끼며 의료인과 관계를 형성하는 데 어려움이 생길 수 있다. 전혀 다른 방향의 반영, 과장된 감정 반영, 공감되지 못한 얕은 깊이의 감정 반영 등이 대표적으로 잘못된 반영이 된다.

따라서 방향과 깊이를 정확히 집어주는 것은 반영에서 중요하며 의료인이 정확하게 환자의 내면감정을 반영하면 환자의 내면 탐색에 큰 도움을 줄 수 있다.

다만 반영기법은 환자가 충분히 이야기를 한 뒤 시작하는 것이 좋다. 그렇지 않으면 환자는 의사의 반영을 자신에 대한 간섭으로 받아들일 수 있기 때문이다.

재진술, 명료화, 반영은 모두 비지시적 면담기법으로 환자를 이해하고 공감하기 위해 활용하는 방법이다. 굳이 차이를 말하자면 재진술과 명료화가 환자의 인지적 측면에 초점을 맞춘 것인 반면, 반영은 환자의 감정적 측면을 중요시한 것이라 하겠다.

6-2 지시적 면담법

비지시적 면담법이 환자의 말을 방해하지 않고 따라가는 소극적 기법이라면 지시적 면담은 의료인이 자신의 의견을 전달하는 적극적 기법이다. 적극적 기법이기 때문에 환자에 대한 영향력이 매우 크다. 바꿔 말하면 부작용도 크다는 의미이다. 따라서 의료인과 환자와의 신뢰가 충분히 형성되어 있지 않으면 부작용이 커질 수 있다. 따라서 지시적 면담법은 충분한 신뢰 관계가 이루어진 이후에 적용하는 것이 좋다. 지시적 면담기법에는 직면, 해석, 질문, 조언, 정보제공 등의 방법이 있다.

1. 직면

직면直面이란 환자가 모르고 있거나 인정하지 않는 생각과 느낌을 주목하게 만드는 의료인의 언어 표현기술이다. 이를 통해 의료인은 환자에게 문제의 본질을 직시하고 변화된 상황이나 타인과의 갈등 상황을 피하지 말라는 의미를 전달한다.

직면은 환자에게 의료인이 자신의 의견에 반대, 비판, 비난을 하는 것으로 느껴지기 쉽다. 따라서 면담 초기에 사용하기 어렵다. 직면은 그 효과가 매우 크지만 부작용도 만만찮다. 따라서 의료인은 환자와 충분히 라포 형성이 된 상태에서 환자의 말을 경청하여 환자를 충분히 이해한 뒤에 직면 기법을 사용해야 한다. 환자가 문제와 마주하는 것을 회피하는데 문제에 대한 공감 없이 본질을 짚어나가면 환자와 갈등이 깊어지고 관계가 멀어지게 된다.

의료인은 직면 기법을 사용할 때 반드시 환자를 잘 관찰하여 환자 수준에 맞는 적절한 수준의 직면 방법을 적용해야 한다. 직면이 이루어진 후 의료인은 자신의 주장을 피력하지 않고 바로 환자의 느낌을 공감하려는 자세를 취한다.

직면 기법을 사용할 때 의료인은 스스로 이 방법을 사용하는 이유를 명확히 해야 한다. 혹시나 자신의 우월성을 보여줄 목적은 없는지, 환자를 난처하게 함으로써 카타르시스를 느끼려고 하는 건 아닌지를 잘 살펴 자신의 위치를 다시 확인하고 진정한 상담자의 역할을 수행하려는 자세를 가져야 한다. 간혹 의료인이 자신도 모르게 자신의 우월성을 입증하기 위해 직면 기법을 사용하기 때문이다.

2. 해석

해석解釋은 의료인이 환자의 경험과 행동의 의미를 설명하는 것이다. 즉 의료인이 환자가 가지고 있는 자신의 생활 양식과 다른 새로운 틀을 제공함으로써 환자에게 새로운 참조체계參照體系를 제공하는 것이다. 이는 환자가 자신의 문제를 새로운 관점으로 바라볼 수 있도록 유도하는 것이어야 한다. 따라서 의료인은 해석 기법을 사용할 때 자신의 의견을 주장하거나 강요하면 안 된다. 해석 기법이 잘 작동하면 환자가 새로운 참조체계를 잘 받아들이고 인간적으로 성숙해지는 계기가 될 수 있지만, 그렇지 않으면 환자가 해석을 강요나 주장으로 받아들여 의사-환자 관계가 악화될 수 있기 때문이다.

해석은 환자가 가지고 있는 문제의 원인을 의료인이 직접 제시하는 직접해석과 환자의 부담을 줄여주며 새로운 측면을 부드럽게 제안하는 간접해석으로 나눌 수 있다.

해석기법은 환자로 하여금 새로운 측면을 바라보게 하는 것인 만큼 가급적 부드럽게 이야기하는 것이 좋다. 질문을 통한 해석과 가설을 통한 대표적인 방법이다.

3. 질문

질문은 한의학에서 사진四診 중 문진問診에 해당되는 것으로 환자의 주관적 임상 정보를 획득하는 데 중요한 기법이다.

흔히 문진을 잘하는 것이 환자의 임상정보를 많이 획득하는 방법으로 생각하는 경향이 있다. 간단한 문제의 경우나 이학적 검사를 위한 질문의 경우 문제 해결이 쉽지만, 복잡한 문제의 경우 질문으로 정보를 획득하고 문제를 푸는 것이 쉽지 않다. 오히려 의료인이 질문을 자주 하면 환자는 자신의 문제에 대해 탐색하는 과정을 거치기보다 의료인에 순응하는 형태가 되기 쉽다. 즉 의료인이 질문을 많이 하면 환자는 자기탐색을 시도하려는 자발성을 포기하고 움츠려든다. 이는 환자에게 강압적 느낌을 주고 수평적 의사-환자 관계를 수직적 관계로 만들 가능성이 높다. 따라서 효과적 면담을 위해서는 의료인이 환자에게 어떤 질문을 어떤 방식으로 하는가가 중요하다.

통상적으로 면담의 시작은 환자가 자발적으로 먼저 이야기하도록 하는 것이 좋다. 이렇게 해야 환자가 내원한 이유, 환자 문제의 본질, 환자의 신념체계에 대해 알 수 있기 때문이다.

질문의 유형은 크게 개방형 질문과 폐쇄형 질문으로 나눈다.

개방형은 환자가 자신의 의견을 자유롭게 말할 수 있도록 질문하는 것이고, 폐쇄형은 환자가 '예' 또는 '아니요'로 한정하는 대답을 하도록 질문하는 것이다. 다음은 개방형 질문과 폐쇄형 질문의 예시이다.

개방형 질문과 폐쇄형 질문의 예

개방형 질문의 예	폐쇄형 질문의 예
허리가 어떻게 아프세요?	허리가 끊어질 듯이 아프세요?
오늘 기분은 어떠세요?	오늘 기분이 좋아 보이십니다. 그렇죠?
어떤 일로 오셨습니까?	오늘도 침 치료 하러 오셨나요?
오늘 오후 일정은 어떻게 되세요?	오후에도 일하러 가시죠?
점심은 뭘 드실 생각이세요?	오늘 점심도 김밥 드세요?
치료받고 기분이 어떠세요?	치료 받으니 시원하시죠?

개방형 질문은 포괄적이고 환자의 답변이 정해지지 않으므로 환자의 신념이나 생각이 언어 흐름에서 드러난다. 반면 폐쇄형 질문은 질문의 범위가 좁아 환자에게 짧고 특정한 판단을 요구한다.

그러므로 개방형 질문은 의료인과 환자의 상호 관계를 촉진하는 시점에서 활용하는 것이 좋고 폐쇄형 질문은 의료인이 환자의 질병을 판단할 때 주로 사용하는 것이 좋다.

최근 면담의 흐름에서는 환자를 진료의 동반자로 본다는 관점에서, 개방형 질문으로 시작하는 것이 권장된다.

질문에는 또한 직접질문과 간접질문이 있다. 환자에게 "어떻게 느끼셨나요?"라고 묻는 것이 직접질문이라면 환자에게 "어떤 느낌이 있었겠군요"라고 하는 것이 간접질문이다. 간접질문의 경우, 문장 자체는 의문문이 아니지만 분명히 환자로부터 답변을 요구하는 내용이 담긴다.

질문 기법은 환자가 새로운 측면을 바라보도록 하는 의사의 면담기술로 지시적 면담에 속한다. 따라서 질문을 받는 환자의 입장에서는 많은 부담을 느낀다. 그러므로 의료인이 환자와의 부드러운 관계를 유지하기 위해서는 직접질문보다 간접질문 방식으로, 질문처럼 느껴지지 않는 질문을 하는 것이 좋다.

질문은 환자의 말을 이해할 수 없을 때나, 환자가 의료인의 말을 잘 이해하고 있는지 확인하기 위해, 또는 환자의 자세한 정보를 획득하기 위해 의료인이 사용하는 방법이다. 질문을 할 때 의료인은 몇 가지 주의해야 한다. 첫째, 질문이 환자의 주관적 정보획득의 수단의 전부인 것처럼 질문을 하는 것은 피해야 한다. 의료인은 다양한 수단을 통해 환자의 신념과 생각의 흐름을 파악할 수 있다. 둘째, 환자의 대답에 '왜' 라고 질문하는 것도 가급적 삼간다. '왜'라는 질문은 환자가 자신을 방어하거나 의사를 공격할 수 있는 빌미를 제공하기 때문이다. 셋째, 한 질문에 두 가지 답변을 요구하는 이중질문이나 질문을 잇달아 하는 질문공세는 피한다. 이중질문이나 질문공세에서는 환자의 선택이 강요되거나, 환자의 답변이 논지에서 벗어날 가능성이 높다. 개방적이고 간결·명확하며 간접적일수록 좋은 질문이 된다.

지시적 면담 방법은 어떤 형태로든 환자에게 부담을 준다. 따라서 의료인은 많은 질문보다 적은 질문을, 폐쇄형보다 개방형 질문을, 직접질문 보다 간접질문을 하는 것이 좋다. 아울러 이런 질문 기법은 환자와 라포 형성이 충분히 이루어진 이후에 적용한다.

7 의학면담에서의 효과적인 면담 기법

대부분의 1차 의료인은 환자의 증상Symptom과 징후Objective Sign를 확인하고 의학적 평가Assessment를 거쳐 치료 계획Plan을 세우는 순서(머리글자를 따라 SOAP라 부름)로 진료를 진행하며 이 과정에서 환자와 필요한 이야기를 나누고 환자에 대한 교육을 진행한다. 하지만 환자가 가진 불편함을 전체적으로 이해하고 해결하기 위해서는 환자가 진술하는 '이야기'를 체계적이고도 깊이 있게 청취할 수 있어야 한다. 이 때 효과적 면담을 위해 사용되는 몇 가지 구조화 기법이 있다. 여기서는 소위 너스NURS 기법[14]과 베이쓰BATHE 기법[15]에 대해 알아보자

---

14) Frederic W Platt, Geoffrey H Gordon. Field guide to the difficult patient interview. 이영미, 김병수, 권영환, 김명곤, 김수현, 오숙영, 오연재, 이영희, 임현선, 전수현 역. 어려운 진료상황에 대처하는 의사소통 실전 가이드. 2008. 서울. 청운.

15) Marian R Stuart, Joseph A Lieberman III. The fifteen minute hour: therapeutic talk for primary care. 박주성, 박태진, 이상엽, 차형수 역. 환자상담의 달인. 2016. 서울. 엠디월드.

7-1 너스NURS 기법

환자의 생각과 감정에 대해 의사가 이해하는 것을 확인하기 위해서 환자의 참여유도, 환자 진술의 경청, 진술 요약하기의 과정이 적용된다. 이런 과정에서 너스NURS 기법이 만들어졌다. 이는 환자의 감정을 조절하고 신뢰를 형성하는 기법으로 명명, 이해, 존중, 지지의 4단계로 이루어진다.

1. 명명命名

먼저 의료인은 환자의 감정을 언어로써 특정해 준다.

환자는 자신이 표현하는 불편함이 어떤 것인지 정확하게 인지하지 못한다. 따라서 의료인이 환자의 말을 잘 듣고 이를 언어 표현에 반영해 주어 환자의 내면감정을 짚어 주는 것이 환자 스스로 자신의 감정을 이해하고 자신을 탐색하는 데 중요하다. 이런 과정이 명명, 즉 이름 붙이기naming 과정이다. 예를 들면 환자가 대인 관계에서 발생한 불쾌한 감정을 표출한 것에 대해 “그들에게 일종의 모멸감을 느끼신 것이로군요”라고 정리하고 짚어 주는 것이 명명의 과정이라고 할 수 있다.

다만, 앞서 언급하였듯이 의료인은 환자의 감정을 정확하게, 적절한 깊이로 지적해 주어야 한다.

2. 이해

의료인은 환자의 감정을 공감적으로 이해하여야 한다. 대부분의 환자들은 심리적으로도 문제가 있어 ‘불쌍한 나, 나쁜 주위 환경 또는 사람’이라는 인식 구조를 만든다. 따라서 환자는 자신의 행동을 정당화하고 자신의 감정을 지지하는 사람에게 신뢰를 보이는 경향이 생긴다. 환자를 이해하고 공감해 주는 것은 라포 형성에 중요한 역할을 한다.

여기서 환자를 이해하고 공감한다는 것은 환자의 가치판단에 동조한다는 뜻이 아니라 환자의 상황을 이해하는 것으로 보는 것이 좋다. 예를 들면 환자가 공포감에 쌓여 있을 때 “그런 상황에서는 얼마나 무서웠을지 짐작이 됩니다”라고 이해하고 공감하는 것이다.

환자의 상황을 이해하되, 그래서 환자가 옳다거나, 환자의 말이 맞다는 식으로 가치판단을 하는 것은 좋지 않다. 이는 결국 환자가 의사를 자기편으로 만드는 빌미를 제공하기 때문이다.

3. 존중

환자는 자신의 행동이나 감정에 대해 불안감을 가지고 있으며, 이런 불안감은 단순히 "괜찮다"는 말로 사라지지 않는다. 환자는 진정으로 존중받을 때 불안감이 사라지고 자신의 신체적 또는 심리적 증상을 해결할 힘을 얻는다.

예를 들면 환자가 내원 배경이 되는 여러 단서 꺼냈다면 이에 대해 "많이 고민하셨겠군요. 잘 오셨습니다"라고 하며 환자의 선택을 존중해 줄 때 환자가 힘을 받게 된다.

4. 지지

사람은 누구나 스스로 살아간다. 환자도 마찬가지로 자신의 문제를 스스로 해결해야 한다. 문제 해결의 주체는 본인이라는 것이다. 의료인의 역할은 환자의 신체, 심리, 사회적 문제를 대신 해결해주는 것이 아니라 환자 스스로 문제를 해결하는 것을 옆에서 돕는데 있다. 따라서 의료인이 범위를 넘어서 환자가 할 일을 대신 해 주어서도 안 되고 대신 해 줄 수도 없다. 속담에 ""평양 감사도 자기가 하기 싫으면 못 한다"라거나 "말을 우물가까지 끌고 갈 수는 있지만 물을 마시게 할 수는 없다"고 한 것이 그런 의미이다. 따라서 의료인은 환자의 쾌유를 위해 열심히 돕겠다고 선언하고 지지함으로써 환자가 치유를 위해 스스로 노력하도록 하며, 환자로 하여금 의료인이 자신을 도와주는 사람임을 알게 해야 한다.

예를 들면 힘들어 하는 환자에게 "최선을 다해 돕겠습니다"라고 지지하고 상담자의 역할을 선언하는 것이다.

Undetstanding

Respecting

지지하고 돕기
Supporting

문제 해결의 의지를 표명한다

그런 상황이라면 누구든 괴로웠을 것 입니다

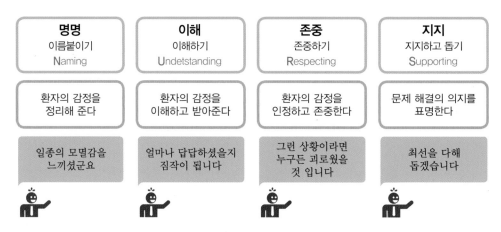

환자 면담을 위한 너스NURS(명명 · 이해 · 존중 · 지지) 기법

요약하면 너스NURS 기법은 환자의 감정에 이름을 붙이고, 환자의 감정을 이해하며, 환자의 입장과 문제 해결을 위해 환자가 시도했던 노력을 존중하고, 환자를 지지하는 진료 동반자의 역할을 수행하는 것이다.

7-2 베이쓰BATHE 기법

베이쓰 기법은 환자의 심리문제를 효과적으로 알아내기 위해 마리안(Marian R. Stuart) 등이 고안한 기법을 박주성 등이 국내에 소개한 것으로 환자의 다양한 상황에 대해 의료인이 정보를 얻기 위해 활용한다.

이 기법은 배경 파악, 감정 파악, 문제 파악, 조치능력 파악, 공감의 5단계로 이루어져 있다.

1. 방문 배경 파악

이 단계는 '어떻게 오셨습니까?' 혹은 '무슨 일로 오셨습니까' 라고 질문하거나 '지난 면담 이후 일을 말씀해 주실래요?'라는 질문으로 환자가 의료기관에 내원하게 된 배경backgrounds을 알아보는 것이다.

2. 감정 표출 유도

이 단계는 감정affection을 드러내게 하는 단계다. "그것에 대해 어떻게 느끼세요" 혹은 "그 때 기분이 어떠셨나요?"라고 질문하여 환자가 본인의 감정을 표현하도록 한다. 환자의 감정 표현을 돕는 것은 심리적, 신체적 불편감을 해소하는 데 많은 도움이 된다. 감정이 표출되면 환자는 카타르시스를 느끼며 자기 자신을 성찰하는 계기가 된다. 그런 측면에서 환자가 자신의 감정을 그대로 느끼고 표현하면 심리적, 신체적 불편을 해결하는 데 큰 효과가 있다.

3. 문제 진술 조력

환자가 자신의 문제trouble를 말하는 것을 돕는 단계다. 의료인은 "어떤 점이 가장 힘드셨나요?" 혹은 "당신을 가장 힘들게 하는 것은 무엇인가요?"라는 질문을 하여 환자가 생각하는 문제가 무엇인지 이야기하는 것을 돕는다. 이는 그 당시 상황이 만드는 의미와 자신과의 관계, 즉 환자가 문제의 본질을 깨닫는 데 중요한 역할을 한다. 이런 질문을 통해 환자는 미처 생각하지 못한 것을 탐색하며 그때까지 자각하지 못했던 새로운 관점에 대해 통찰할 기회를 갖는다.

4. 대응 조치 평가

문제에 환자가 어떻게 대처handling하는지 파악하는 단계다. "그 문제를 어떻게 대처하고 있습니까?" 또는 "어떻게 처리하셨나요?"라고 물음으로써 환자의 가치관, 신념과 행동을 파악할 수 있다. 또한 이 질문은 환자 스스로 그 문제를 해결할 능력이 있음을 자각하는 데 도움을 주어 환자 스스로 문제를 해결할 수 있는 실마리를 갖게 한다.

5. 공감

끝으로 공감Empathy을 표시한다. "많이 힘드셨겠네요" 혹은 "그 상황이 많이 슬프셨겠네요"라고 공감하여 환자를 지지해 준다. 환자의 감정 지지는 환자가 의료인에게 소속감을 갖는데 중요한 역할을 한다.

환자의 말을 지지하면서 진료를 끝내는 것은 매우 중요하다. 환자가 해당 상황에서 최선의 노력을 하되, 그것이 힘들다는 사실을 그대로 인정하면 환자는 스스로 자신감을 찾고, 자신이 해결할 수 있는 능력이 있음을 자각하게 되고, 의료인의 공감과 도움이 자신을 위한 노력임을 알게 되기 때문이다.

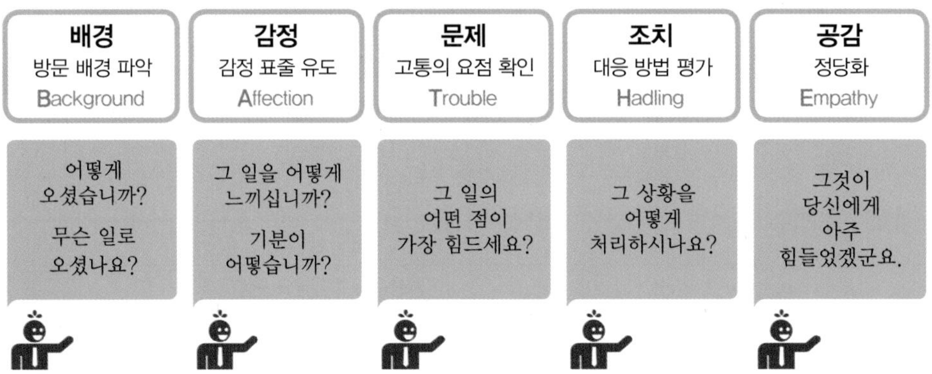

이상의 과정은 짧게는 3분 길게는 30분 정도 걸릴 수 있으며, 일부 과정은 반복되거나 생략될 수 있다.

요약하면 베이쓰 기법은 환자가 가지고 있는 배경[background]을 알고, 환자의 감정[affection]을 이해하며, 환자의 문제[trouble]를 파악하여, 환자와 같이 문제를 대처[handling]하고, 공감[empathy]하겠다는 의미를 가진 면담의 구조화 기술이다.

이 기법은 의료인이 환자와 라포를 형성하는 데 큰 도움이 된다. 이는 정확한 진단에 도움이 될 뿐만 아니라 환자의 현재 문제를 해결하고 장기적으로 환자의 인간적 성숙을 돕는다. 따라서 의료인은 이런 기법을 잘 배우고 실전에서 사용할 수 있도록 많은 연습을 해야 할 것이다.

8 나쁜 소식 전하기

의료 상황에서 나쁜 소식이라 함은 환자의 사망, 환자가 큰 병으로 진단된 상황, 그리고 일반적으로 질병의 예후가 좋지 않은 상황을 말한다.

환자 또는 그 가족들에게 나쁜 소식을 전하는 것은 의료인에게 매우 힘든 일이다. 나쁜 소식 그 자체로 슬픈 일이면서, 담당의료인이 환자 본인 및 가족들과 감정적으로 대면을 해야 하기 때문이다.

따라서 간혹 의료인들은 나쁜 소식을 전하는 일을 회피하고 다른 사람들에게 미루는 경향을 보인다. 아니면 본인이 전하더라도 나쁜 소식만 간략히 말하고 서둘러 그 상황을 빠져나오기도 한다. 특히 우리나라처럼 환자에게 많은 시간을 낼 수 없는 의료 상황에서 이런 일은 자주 발생하게 된다. 하지만 이런 행위는 환자와 가족들에게 감정적 상처를 남기며 그들에게 또 다른 증상을 야기할 수 있으므로, 의료인은 이 점에 주의해야 한다.

환자는 주로 건강이 좋지 않은 시점에 의료인을 만나게 된다. 의료인들은 항상 바쁘기 때문에 처음 본 환자에게도 할 말만 하는 경향이 생긴다. 또한 의료인 자신이 감정을 조절하지 못해 환자에게 안 좋은 소식을 잘 전하지 못하는 경우도 생긴다. 하지만 환자에게 안 좋은 소식을 전하는 것은 의료인의 책임이라는 것을 반드시 알아야 한다.

나쁜 소식을 전할 때 의료인은 사전준비를 해야 한다. 사전준비라 함은 환자에게 어떤 말을 할 것인지, 환자의 반응은 어떨 것인지를 파악하는 것과 더불어 의사 자신이 어떻게 대처할지를 의미한다.

사전준비 없이 나쁜 소식을 전하게 되면 그때그때의 상황에 따라 말이 나오기 때문에 의료인이 일관된 자세로 환자에게 공감과 도움의 관점을 전하기 어렵다. 게다가 의료인의 실수를 인정해야 할 때는 더욱 당황스러울 수 있다.

이럴 때 의료인은 자신의 감정을 인정하고 정리하여 환자에게 집중할 수 있도록 준비해야 한다. 의료인 자신이 감정을 겸허히 수용하고 스스로를 존중할 때 보호 본능에서 벗어나 의사의 역할에 충실해질 수 있다. 이를 위해서 의료인은 많은 경험과 연습이 필요하다.

나쁜 소식을 전할 때는 환경을 고려해야 한다. 환자의 사생활이 보호되어야 하며 소식을 전하는 공간에 환자 가족을 참여시킬지도 고려해야 한다. 가족관계가 좋지 않은 환자도 있기 때문이다. 또한, 나쁜 소식을 전하기 전에 미리 나쁜 소식임을 암시하는 말을 함으로써 환자가 마음의 준비를 할 수 있도록 돕는다. 갑자기 충격을 주기보다 환자가 준비되었을 때 듣도록 하는 것이 환자가 향후 상황을 헤쳐 나가는 데 도움이 된다.

나쁜 소식을 전할 때 시작은 의료인의 일방적 의견 전달이 아니라 환자의 질문에서 시작하는 것이 좋다. 이런 방법이 나쁜 소식의 충격을 완화하고 공감적, 치료적 관점을 견지하게 한다.

그렇게 준비를 하더라도, 보통의 환자라면 대개 나쁜 소식을 들었을 때 이를 받아들이지 못한다. 일시적으로 공황상태에 빠지기 때문이다. 그러므로 의료인은 환자에게 반복적으로 설명하여야 한다. 나쁜 소식을 전하는 것은 일회적 전달이 아니라 전반적인 대화의 흐름 속에서 이루어져야 한다. 여러 번 반복 전달을 통해 환자가 스스로의 몸 상태를 수용하고 인정하는 데 충분한 시간을 갖도록 한다.

요약하면, 안 좋은 소식, 나쁜 소식을 환자에게 전달하는 것은 매우 중요한 사안이다. 시기와 환경을 고려해서 명료하고 간단하게 전하되 일관적 태도를 가지고 의사의 배려, 공감과 치료적 관점이 녹아나게끔 환자에게 전달하는 것이 중요하다.

9 면담 종료

면담 초기에 설정했던 목표를 달성하거나, 환자가 더 이상 호전되기 어렵다고 판단한 경우, 또는 환자가 치료를 종료하고자 할 때 의료인은 면담 종료를 고려한다.

의료인이 면담을 종결할 때는 그 이유에 대해 환자와 깊이 이야기하는 것이 좋다. 초기 면담의 목표, 의료인의 능력, 면담의 진행 과정에 관해 환자와 충분히 이야기하고 종료에 대해 합의한다. 초기 목표가 달성된 경우라면 문제가 없겠지만, 간혹 환자들이 면담 종료를 치료 실패로 받아들일 수 있기 때문이다.

환자의 상태가 호전되기 어렵거나 자신이 치료하기 어렵다고 판단하면 다른 전문가를 소개하는 것도 필요하다. 잘 낫지 않는데도 입원 기간이나 내원 횟수를 계속 연장하는 것은 의료인과 환자 모두에게 좋지 않다.

환자의 요구가 있을 경우에도 면담을 종결하는데, 이럴 경우 의료인은 환자에게 종결 이유를 묻는다. 환자가 비합리적 이유로 면담을 그만두더라도 의료인은 환자의 마음을 이해하고자 노력하고 그 마음을 환자에게 전달하도록 한다. 이런 과정을 통해 혹시 생길 의료분쟁을 방지하고, 의료인도 스스로 인간적으로 성숙해 나가는 기회로 삼는다.

면담을 종료할 때는 의사-환자 관계가 우호적인 상태로 끝내는 것이 필요하다. 우호적으로 진료가 종결되었을 때는 의료인과 환자가 다시 만날 기회가 오지만 비우호적인 상황에서 진료가 종결되었을 경우에 환자는 다시 그 의료인을 찾지 않고, 찾는다 하더라도 또 다른 문제를 파악하는 데 어려움이 있을 수 있다. 따라서 면담 종결 단계에서 의료인은 이별의 섭섭함을 언급하면서 환자와 자연스럽게 헤어지도록 한다.

찾아보기

ㅇ

찾아보기